De la part de l'Auteur.

DES EFFETS COMPARÉS

DE DIVERS TRAITEMENTS

DE LA

TYPHOÏDE

DUITS EN PARTICULIER

PAR

LE DE BONNE QUALITÉ

PAR

LE Dr DUBOUÉ

(DE PAU)

MEMBRE CORRESPONDANT DE L'ACADÉMIE DE MÉDECINE DE PARIS

Labor improbus omnia vincit.

Mémoire faisant suite à une **NOTE** communiquée par l'auteur
à l'Académie de Médecine
et insérée dans le bulletin des 5 et 12 septembre 1882.

PARIS

G. MASSON, ÉDITEUR

LIBRAIRE DE L'ACADÉMIE DE MÉDECINE

120, BOULEVARD SAINT-GERMAIN, 120

M DCCC LXXXIII

DES EFFETS COMPARÉS

DE DIVERS TRAITEMENTS

DE LA

FIÈVRE TYPHOÏDE

ET DE CEUX PRODUITS EN PARTICULIER

PAR

L'ERGOT DE SEIGLE DE BONNE QUALITÉ

PAR

LE Dr DUBOUÉ

(DE PAU)

MEMBRE CORRESPONDANT DE L'ACADÉMIE DE MÉDECINE DE PARIS

Labor improbus omnia vincit.

Mémoire faisant suite à une **NOTE** communiquée par l'auteur
à l'Académie de Médecine
et insérée dans le bulletin des 5 et 12 septembre 1882.

PARIS

G. MASSON, ÉDITEUR

LIBRAIRE DE L'ACADÉMIE DE MÉDECINE

120, BOULEVARD SAINT-GERMAIN, 120

M DCCC LXXXIII

DES EFFETS COMPARÉS

DE DIVERS TRAITEMENTS

DE LA

FIÈVRE TYPHOÏDE

ET DE CEUX PRODUITS EN PARTICULIER

PAR

L'ERGOT DE SEIGLE DE BONNE QUALITÉ

DU MÊME AUTEUR

Essai sur l'expérimentation thérapeutique (Thèse inaugurale. Paris, 1859)

Étude clinique sur un signe peu connu pouvant servir au diagnostic des fièvres larvées paludéennes (*Moniteur des Sciences*. Paris, 1861).

Nouvelles Recherches sur le diagnostic des fièvres larvées paludéennes (*Moniteur des Sciences*. Paris, 1862).

Mémoires sur l'emploi d'un nouveau procédé autoplastique ou à lambeaux dans l'opération de la fistule vésico-vaginale (*Mém. de la Soc. de chir.*, t. VI, 1865).

De l'Hématocèle utéro-ovarienne extra-péritonéale (*Bull. de la Soc. de chir.*, 1865, t. VI, 2e série).

Note sur deux cas de hernie étranglée (*Bull. de la Soc. de chir.*, 1856, t. VI, 2e série).

De l'Impaludisme (1 vol. grand in-8°. Alexandre Coccoz, édit.; Paris, 1867).

Sur un procédé nouveau de l'opération du phimosis (procédé du fil conducteur). (*Bull. de la Soc. de chir.*, 1869, t. X, 2e série).

Note sur l'emploi et les bons effets du tanin dans la pleurésie et notamment dans la pleurésie chronique purulente (*Gaz. hebd. de méd. et de chir.* Paris, 1872).

De l'Odeur acide de l'haleine, comme signe du diabète (*Bull. de la Soc. de chir.*, 1872, t. I, 3e série).

Recherches sur les propriétés thérapeutiques du seigle ergoté. Action comparée de divers médicaments et en particulier de la quinine, de l'arsenic, de l'eau froide, du seigle ergoté et de la propilamine. (In-8°, 1873, 220 p.)

Observation de grossesse extra-utérine, gastronomie, guérison, fistule intestinale au niveau de l'ombilic (*Arch. de Tocologie*. Paris, 1874).

De l'Action du sulfate de quinine sur l'utérus (*Annales de Gynécologie*. Paris, 1874.)

De quelques principes fondamentaux de la thérapeutique. Applications pratiques. Recherches sur les propriétés du sulfate de quinine, de l'eau froide, de l'arsenic, du seigle ergoté, du tanin et du permanganate de potasse, de la pathogénie des lésions morbides et du traitement rationnel du choléra (In-8° de 157 p., 1876.)

Des Bons Effets du tanin dans un cas de vomissements incoercibles pendant la grossesse. (In-8°, 1878.)

De la Physiologie pathologique de la fièvre typhoïde et des indications thérapeutiques qui en dérivent. (In-8° de 148 p., 1878).

De la Physiologie pathologique et du traitement rationnel de la rage. (In-8° de 269 p., 1879).

Esquisse de climatologie médicale sur Pau et les environs. (In-8° de 269 p., 1879.)

Étude comparée du médicament et de la série médicamenteuse. — De la série sédative et excito-motrice. — Le mal des montagnes (étude de Physiologie pathologique). (In-8° de 224 p., 1881.)'

Paris. — Typ. G. Chamerot, 19, rue des Saints-Pères. — 14630.

DES EFFETS COMPARÉS

DE DIVERS TRAITEMENTS

DE LA

FIÈVRE TYPHOÏDE

ET DE CEUX PRODUITS EN PARTICULIER

PAR

L'ERGOT DE SEIGLE DE BONNE QUALITÉ

PAR

LE Dr DUBOUÉ

(DE PAU)

MEMBRE CORRESPONDANT DE L'ACADÉMIE DE MÉDECINE DE PARIS

Labor improbus omnia vincit.

Mémoire faisant suite à une NOTE communiquée par l'auteur
à l'Académie de Médecine
et insérée dans le bulletin des 5 et 12 septembre 1882.

PARIS

G. MASSON, ÉDITEUR

LIBRAIRE DE L'ACADÉMIE DE MÉDECINE

120, BOULEVARD SAINT-GERMAIN, 120

1883

AVANT-PROPOS

Voici déjà vingt-quatre ans que je me suis voué sans relâche à l'étude de quelques questions importantes de thérapeutique. Un concours de circonstances tout à fait fortuites m'a forcé, dès le début de mes recherches, à ne rien livrer au hasard et à apporter par conséquent la plus scrupuleuse attention dans tous mes actes de clinicien, sous peine d'échouer misérablement. C'est avec l'un des agents les plus héroïques de la matière médicale, avec le sulfate de quinine, que j'ai fait ce rude apprentissage que je suis loin de regretter. Car j'y ai appris que les règles d'une bonne thérapeutique ne s'improvisent pas et que le maniement fructueux d'une drogue quelconque réclame parfois de longues réflexions.

J'y ai appris, entre autres choses, que, pour bien traiter une maladie, il fallait s'attacher non seulement à bien la reconnaître, — ce qui serait énoncer une vérité par trop élémentaire, — mais encore à la scruter à fond, à la suivre avec soin dans toutes les altérations, petites ou grandes, qu'elle produit dans l'organisme. Si je n'ai pas toujours réussi au gré de mes désirs, on ne saurait m'en faire un crime; car nul ne peut se dire à l'abri de l'erreur, et moins que personne je puis avoir la prétention d'y avoir sûrement échappé.

Mais je défie bien, par exemple, qu'on puisse blâmer la tendance qui m'a incessamment guidé et qui consiste à *se rendre compte avant d'agir.* Où est donc l'homme éminent entre tous qui veuille s'insurger contre la volonté expresse de se conformer, autant que possible, à une pareille maxime?

Or je n'ai pas fait autre chose pour la fièvre typhoïde, et voici huit ans passés que je travaille à cette ingrate besogne. Je n'ai donc pas, comme le croient sans doute les hommes assez sûrs de la plénitude de leurs œuvres pour n'avoir aucunement à se préoccuper de ce qui se fait au-dessous d'eux, je n'ai pas fait serment d'imposer, *per fas et nefas,* à mes contemporains le choix d'un médicament qu'un pur caprice m'aurait fait adopter. Non, j'ai commencé par suivre la pratique des autres et j'ai tour à tour employé les principaux agents recommandés par les médecins les plus autorisés. Ce n'est qu'après m'être livré à cet examen comparatif et après m'être aidé de mes propres réflexions, que j'ai eu l'idée de recourir à un mode de traitement dont l'analogie m'avait permis de soupçonner certains avantages et qui s'est trouvé être de beaucoup supérieur à tout ce que j'avais pu en augurer.

Quoique je donne dans ce court travail les motifs de ma préférence, je n'ai aucune prétention à être cru sur parole, et je ne puis que solliciter de nouveau le contrôle expérimental de tous les hommes éclairés de notre profession. J'osais croire et j'ose encore me figurer que les efforts incessants auxquels je me suis livré, autant que les succès éclatants que j'ai recueillis au grand jour et publiés, auraient dû tout au moins me donner un certain droit à trouver un peu d'indulgence, sinon quelque crédit, auprès du public médical tout entier. Si des médecins occupant une haute situation, d'une valeur et d'une supériorité incontestables, en ont jugé autrement, je ne puis que le déplorer sans doute; mais je n'en ai pas moins la pleine et entière conscience de ne pas m'être écarté un seul instant des règles et des traditions de la médecine clinique, telle que nous l'ont enseignée nos maîtres les plus éminents. Je croirais donc céder à une faiblesse coupable si, me laissant arrêter par des obstacles venant uniquement des hommes et non des choses, je ne persistais pas à défendre avec énergie ce que je crois être à la fois la cause de la vérité et celle des malades. Il ne faut jamais cesser de compter, en dépit des apparences, sur ce bienfaisant esprit de justice, plus répandu et plus vivace qu'on ne croit, lequel ne se borne pas à soutenir les plus humbles travailleurs, mais encore sert de guide aux véritables savants. Or ceux-ci n'ont jamais manqué, Dieu merci, dans notre beau pays de France, pour reconnaître et proclamer la vérité d'où qu'elle vienne.

DES EFFETS COMPARÉS

DE DIVERS TRAITEMENTS

DE LA

FIÈVRE TYPHOIDE

ET DE CEUX PRODUITS EN PARTICULIER

PAR

L'ERGOT DE SEIGLE DE BONNE QUALITÉ

DES INDICATIONS THÉRAPEUTIQUES A REMPLIR
DANS CETTE MALADIE

Ayant déjà eu l'honneur d'adresser à l'Académie de médecine quelques observations relatives au traitement de la fièvre typhoïde par l'ergot de seigle, je me proposais, dans le cas où quelques éclaircissements nouveaux me paraîtraient nécessaires, de les soumettre à la haute sanction de cette Compagnie savante. Un sentiment de réserve m'a seul empêché de le faire : c'est la crainte trop justifiée de lui dérober, une fois de plus, un temps précieux pour ses travaux.

Mais je n'en crois pas moins devoir persister dans la défense de ce que l'expérience et l'étude m'ont appris sur ce grave sujet, et je fais appel, à cet égard, à l'opinion générale des médecins près de laquelle j'ai été heureux de trouver maintes fois un accueil favorable. Pour ce qui concerne en particulier les diverses propositions que j'ai émises, avec de nombreuses preuves à l'appui, au sujet du traitement de la fièvre typhoïde, j'ai déjà recueilli et je recueille tous les jours les adhésions les plus encourageantes de plusieurs médecins

1

de la province et même de Paris. Quelques-uns même, tels que mes honorables et distingués confrères, MM. Guichard (de la Charente) et Lardier (de Rambervilliers), auxquels j'adresse ici publiquement mes plus vifs remercîments, ont appuyé de leurs observations personnelles et défendu avec énergie la pratique à laquelle je dois des résultats si avantageux. Je dois remercier également mon savant maître, M. Hérard, qui, sans adopter toutes les vues théoriques et pratiques que j'ai été conduit à émettre, en a accepté cependant les données fondamentales, comme je le montrerai plus loin, et n'a pas cru déroger, en les soumettant en partie à un commencement de contrôle expérimental qui n'a fait que confirmer ce que j'avais moi-même observé.

Lorsque j'ai pris le parti, d'ailleurs, cédant en cela à ce que je croyais être un impérieux devoir professionnel, lorsque j'ai pris le parti, dis-je, de soumettre à la haute et bienveillante appréciation de l'Académie de médecine les avantages que j'avais retirés de l'emploi de l'ergot de seigle dans le traitement de la fièvre typhoïde, je ne me suis nullement dissimulé les difficultés de la tâche que j'allais entreprendre. Étant connues les préventions qui s'élèvent de toutes parts contre un médicament qui a rempli le monde de ses méfaits et qui passe pour être très dangereux à manier, je ne pouvais guère m'attendre à ce qu'on accueillît à bras ouverts un agent capable de donner la gangrène à des hommes bien portants et à plus forte raison, *selon les apparences*, à des malades plus prédisposés que d'autres à des accidents gangréneux. Je savais, d'autre part, que les bons effets à attendre de l'emploi de ce remède ne pouvaient se produire qu'autant que ce dernier n'aurait subi aucune des altérations fréquentes dont il est atteint cependant, sous l'influence de l'humidité ou d'un séjour trop prolongé dans les officines des pharmaciens. Il devait résulter de là bien des mécomptes que l'on porte presque toujours en pareil cas au passif de la médication et non du médicament altéré.

Que l'on veuille bien joindre à toutes ces raisons de dé-

fiance le désir bien légitime de se soustraire à cet entraîne-
ment irréfléchi qui fait naître tant et de si grandes déceptions
en thérapeutique, et l'on s'expliquera sans peine la crainte
d'un certain nombre de médecins ainsi que l'indifférence ou
même le dédain de quelques autres, en face d'une médication nouvelle qui ne peut même pas compenser la défaveur
de ses antécédents par le patronage de quelque haute autorité
médicale.

Toutes ces objections et toutes ces difficultés qui viennent
tout aussi bien aux esprits judicieux et impartiaux qu'aux
esprits forts de la thérapeutique (et Dieu sait s'il y en a!) se
sont également offertes bien des fois à notre réflexion. Si
l'on a pu dire en politique qu'il existe des libertés nécessaires, on peut dire avec la même raison qu'il y a, dans
toute étude scientifique, des *questions nécessaires*. Or tout
homme qui, en abordant un point quelconque de recherches,
aurait négligé de se les poser ou qui, se les étant posées,
les aurait tranchées à la légère, n'aurait aucune idée des
exigences que réclame tout problème nouveau et important.

Il m'a donc fallu de bien puissantes raisons pour me dé-
cider à intervenir dans le grave débat pendant devant l'Académie de médecine et pour persister, une fois cette discus-
sion terminée, dans l'opinion mûrement réfléchie que j'avais
puisée dans l'observation des faits. Car on ne s'expose guère
de gaîté de cœur à passer devant un public aussi éclairé que
celui des médecins pour un de ces fanatiques, à l'enthou-
siasme trop facile, qui nuisent à la cause qu'ils embrassent,
et avec lesquels cependant je n'ai pas mérité, que je sache,
d'être jamais confondu. J'estime, avec tous ceux qui ont pris
réellement à cœur l'intérêt de leurs malades, que notre
science est faite pour progresser par le travail et que chacun
est tenu de donner les preuves des propositions nouvelles
qu'il avance : c'est là simplement ce que je me propose de
faire dans ce court complément d'instruction.

Avant de recourir à la médication par l'ergot de seigle
comme à toute autre médication nouvelle, je n'ai jamais

manqué de me demander (*c'est là une question nécessaire*) comment je devais m'y prendre pour ne pas nuire à mes malades; et si je n'obtenais pas à cette question une solution précise et satisfaisante, je m'abstenais plutôt que de m'exposer à compromettre à la légère la vie de mes semblables. Or, j'ose le dire, je n'ai jamais observé un inconvénient sérieux de l'administration du remède en question, bien que j'aie trouvé quelques rares malades qui en aient ressenti les effets les plus marqués à des doses très minimes. Grâce sans doute à la précaution que j'ai toujours prise d'en fragmenter les doses, pour pouvoir m'arrêter à temps, si besoin était, je n'ai observé que des troubles de minime importance, tels qu'un abaissement rapide de la température, et qui n'a jamais été que passager dans les deux ou trois circonstances où je l'ai vu se produire. Dans l'immense majorité des cas, on observe au contraire *une tolérance des plus remarquables pour l'ergot de seigle de bonne qualité* chez les malades atteints de fièvre typhoïde. Je ne vois donc pas en vérité ce que la conscience des médecins les plus timorés pourrait avoir à redouter de l'emploi de cet agent, surtout s'ils se bornent à y recourir en commençant, comme pour se faire la main, chez les seuls malades qu'ils regardent comme à peu près désespérés, après leur avoir prodigué leurs meilleures ressources. J'ose leur affirmer qu'après quelques essais de ce genre, ils n'auront plus la moindre appréhension à en faire usage dans des cas moins périlleux et même dans les plus simples.

En abordant cette grande question du traitement de la fièvre typhoïde devant l'Académie de médecine, je n'avais pas à me préoccuper de la seule difficulté du sujet, je devais encore m'étudier à signaler uniquement les points les plus essentiels et à rendre ma communication aussi concise que possible. Aussi, ai-je cherché à en élaguer tout ce que pouvait avoir trait à la physiologie pathologique de cette maladie et me suis-je renfermé sur le terrain expérimental proprement dit. Je n'ai dit quelques mots incidemment de

mes recherches, sur ce point particulier de physiologie pathologique, que pour montrer comment elles peuvent être utiles
à la pratique et comment elles m'avaient guidé dans certains
cas difficiles et notamment dans celui qui est relaté dans ma
cinquième observation.

Quant aux faits que j'ai rapportés, non seulement je les ai
tous choisis parmi des formes graves et variées, mais encore
j'ai pris les plus graves entre les plus graves, ceux dans lesquels le traitement à l'ergot de seigle avait été institué
presque *in extremis*, ceux enfin qui avaient été vus par d'autres
médecins et pour lesquels le diagnostic ne saurait par conséquent faire de doute pour personne. C'était là le seul procédé de vitesse qui me permît de porter la conviction qui
m'animait dans les esprits non prévenus, comme il s'en trouve
heureusement parmi les médecins éclairés. Or, dans tous ces
cas, que je ne puis que rappeler ici et dont on peut lire les
détails dans le Bulletin de l'Académie (*séance du 12 septembre* 1882), une amélioration des plus rapides et une guérison vraiment étonnante ont suivi de près l'administration
méthodique de ce traitement.

Mais, pour qu'on ne puisse pas suspecter mon témoignage
comme empreint d'un excès de complaisance, voici une observation semblable, je dirais presque identique à celles que j'ai
recueillies moi-même, observation que je choisis au milieu
de quelques autres du même médecin, parce que l'intérêt du
fait médical se trouve ici doublé par celui qui s'attache toujours au spectacle émouvant d'un cœur de père au désespoir.
Ce fait a été publié récemment par notre très distingué confrère M. Guichard, qui exerce la médecine aux Abels-de-
Lignières-Sonneville (Charente) :

Vers le 3 mars dernier, dit-il[1], en pleine épidémie, mon enfant,
âgé de près de quatre ans, était aussi affecté de fièvre typhoïde
avec phénomènes ataxo-adynamiques des plus graves. Le délire
était continuel, la fièvre d'une intensité extrême. Il y avait inter-

1. Voy. le *Concours médical*, n° du 21 octobre 1882, p. 520.

mittence de diarrhée et de constipation; après avoir employé, de concert avec nos confrères et amis les docteurs Vacquier et Sallées, tous les remèdes dont on fait usage en pareil cas et surtout la quinine, *les symptômes avaient pris un caractère si exceptionnellement grave que tout espoir nous paraissait complètement perdu.*

Mes deux confrères venaient de me quitter, j'étais seul, désespéré; je me décidai, malgré le jeune âge de mon cher malade, à employer le seigle ergoté que je fis prendre, par doses fractionnées de 10 centigrammes chaque, mélangé à un verre à Bordeaux d'eau sucrée. Sous l'influence de cette médication, et après *deux heures* seulement de son ingestion, un mieux notable s'était produit et mon enfant ouvrait enfin les yeux pour la première fois depuis huit jours et balbutiait le mot de *maman.* La fièvre avait beaucoup diminué d'intensité, et quand mes deux confrères revinrent le lendemain, ils furent *émerveillés* du résultat obtenu.

Cet enfant a parfaitement guéri, quoiqu'il ait été pris au début de sa convalescence d'une complication de stomatite et pharyngite pseudo-membraneuses, et M. Guichard ajoute en terminant :

Peut-on nier, dans ce cas si particulièrement grave, *l'action du seigle ergoté?*

De pareils faits, qu'on ne saurait attribuer à un heureux hasard, suffiraient à eux seuls pour entraîner les convictions les plus rebelles. Mais, ne voulant pas m'en tenir à cette démonstration, si probante qu'elle fût, il m'est arrivé bien des fois d'interrompre à dessein la médication au moment où une amélioration frappante s'était déjà produite, et il suffisait souvent d'une très courte interruption, pour voir reparaître à l'instant toute la série des symptômes primitifs, y compris l'élévation de la température. J'ai publié en détails un de ces cas [1] où j'ai pu, jusqu'à quatre reprises différentes, faire disparaître ou reparaître les accidents typhoïdes par des interruptions calculées du traitement. Bien des fois encore, et je dirai presque à chaque cas, j'ai observé une élévation

---

1. *Étude comparée du médicament et de la série médicamenteuse,* pp. 45 et suiv. Paris, 1881.

plus ou moins marquée de la température ainsi qu'une exacer-
bation légère des symptômes, pour quelques faibles diminu-
tions de doses, et *vice versa*. C'est de la même façon qu'un
chirurgien qui comprime une artère ouverte peut à volonté
et autant de fois qu'il le désire, en levant ou abaissant simplement le doigt, faire apparaître ou disparaître un jet de sang
artériel. Comment nier, après cela, l'utilité d'un pareil traitement dans la fièvre typhoïde, sans nier en même temps l'utilité au moins passagère de la compression digitale sur une
plaie artérielle?

J'ai eu recours enfin à une double contre-épreuve, pour
apprécier, avec autant de certitude que possible, l'action
réelle de l'ergot de seigle pendant la période prodromique
de la fièvre typhoïde. Malgré la similitude et la durée déjà
assez longue des symptômes, dans tous les cas que j'ai
comparés, je me suis livré, pour les uns, à l'expectation pure et simple, tandis que j'ai institué, pour les
autres, un traitement plus ou moins prolongé à l'ergot de
seigle. Or, j'ai *toujours* vu, dans les premiers, la fièvre
typhoïde se déclarer avec tout son cortège de symptômes au
bout d'un temps variable, tandis que, dans les *seconds*, je ne
l'ai pas encore vu survenir *une seule fois*, depuis six ans
environ que mon attention a été tout particulièrement attirée
sur cette comparaison instructive. Je crois devoir ajouter que
je ne n'ai jamais eu recours à ce traitement préventif, avant
que je n'eusse acquis, sinon la certitude, du moins de très
fortes présomptions que les troubles observés ne dépen-
daient pas d'un simple embarras gastrique plus ou moins prolongé.

Mais, pour ne pas laisser cette assertion importante dans
le vague, ce qui lui enlèverait toute valeur, je mentionnerai
ici avec précision ce que j'ai observé dans deux de ces caté-
gories de faits opposés. — L'une d'elles figure déjà dans mon
travail sur la *Physiologie pathologique de la fièvre typhoïde*,
publiée en 1878, d'où j'extrais (page 111) le passage suivant :

J'ai fait... le relevé des cas où j'ai été témoin de la période pro-dromique, et où j'ai pu pressentir l'invasion prochaine de la fièvre, assez vite pour pouvoir agir, si je l'avais voulu, plusieurs jours avant cette invasion. Or, ces cas sont au nombre de 15, et, sur ce nombre, la fièvre dont j'avais pressenti le développement s'est déclaré 14 fois. En admettant donc que le 15e cas doive me compter comme une erreur, je me serais trompé 6 fois sur 100, chiffre déjà bien raison-nable pour un seul homme.

Mais la conclusion la plus extraordinaire serait bien celle-ci : c'est que ce 15e cas étant le seul où j'ai donné du seigle ergoté, j'aurais été prédestiné à me tromper *chaque fois que j'administrerais ce mé-dicament et infiniment plus rarement chaque fois que je n'en donnerais pas* (si je voulais m'en tenir à la rigueur des chiffres, je pourrais dire : *jamais*, conclusion contre laquelle je m'inscrirais énergique-ment en faux).

En ce qui concerne la seconde catégorie de faits, je dirai que, depuis neuf ans que je suis le médecin d'un établissement important d'éducation de demoiselles dans notre ville, où il y a aujourd'hui plus de 100 élèves pensionnaires, je n'ai observé qu'*un seul cas de fièvre typhoïde* : c'était chez une enfant de 14 à 15 ans pour laquelle je n'ai été appelé que le jour même où la fièvre d'invasion s'est déclarée. Cette enfant, qui souffrait depuis quelques jours, ne s'était pas présentée à l'infir-merie ; elle avait pu échapper ainsi à l'extrême vigilance que les religieuses exercent sur la santé des élèves. Elle a, d'ail-leurs, très bien guéri, après trois semaines de traitement par le seigle ergoté. La maladie, qui paraissait devoir être grave au début, a revêtu après quatre ou cinq jours une gra-vité moyenne et est même devenue bénigne dans le cours du second septénaire. Or, j'ai le souvenir précis *d'au moins une dizaine de cas dans lesquels j'ai eu des craintes très sérieuses de développement de la fièvre typhoïde* chez des demoiselles de ce même pensionnat. *Aucune d'elles cependant n'en a été prise dans la suite.* Je crois pouvoir attribuer cet heureux résultat à la précaution dont je parlais tout à l'heure et que j'ai prise dans tous ces cas, dès que j'ai eu constaté des signes prodro-miques suffisamment caractérisés, d'administrer de l'ergot de seigle pendant plusieurs jours de suite et à des doses toujours en rapport avec le degré de prostration des forces, jusqu'à ce que ces symptômes initiaux eussent entièrement disparu depuis plusieurs jours. J'ajoute que, dans ces cas, je n'hésite pas à donner d'emblée des doses quotidiennes de 80 centigrammes à 1 gr. 50 c., à des enfants de 14 à 16 ans, par exemple. Et, en suivant cette pratique, je ne crois commettre aucun acte de témérité ni même de hardiesse; loin de là, je ne fais que me conformer strictement aux règles de la prudence la plus vulgaire.

Il se peut, sans doute, que mes pressentiments n'aient pas été fondés dans quelques-uns de ces cas ; mais j'ai peine à croire qu'ils ne l'aient jamais été. Ce qui semble prouver cependant que je ne me suis pas toujours trompé, c'est qu'en ville, où j'ai déjà observé bien des fois depuis les mêmes troubles prodromiques, sans être toujours libre de les combattre à mon gré, j'ai vu constamment les mêmes pressentiments se justifier par le développement ultérieur de la maladie confirmée.

Quant aux formes que j'ai observées dans les cas de fièvres typhoïdes parfaitement caractérisées que j'ai soumis jusqu'à ce jour au traitement *exclusif* par l'ergot de seigle, je puis dire que presque toutes celles qui sont décrites, formes ataxiques, adynamiques ou ataxo-adynamiques, formes à prédominance symptomatique du côté du cerveau, du thorax ou de l'intestin, que toutes ces formes, dis-je, se sont offertes à mon observation. Or, il n'en est pas une dans laquelle je n'aie constaté les mêmes effets favorables du médicament et parfois avec une évidence et une rapidité qui auraient pu défier tous les doutes et toutes les critiques. — Dans un cas que j'ai observé chez un enfant de sept ans, j'avais affaire à un type de cette forme spinale qui a été si bien décrite par Fritz [1]. Le petit malade accusait depuis plusieurs jours une rachialgie ayant augmenté peu à peu d'intensité et finissant par lui

1. *Étude clinique des divers symptômes spinaux observés dans la fièvre typhoïde.* Voy. dans *Arch. gén. de méd.*, 6e série, t. III, 1864, p. 638.

arracher des cris ; il éprouvait en outre une sorte de contracture des muscles spinaux simulant un léger degré d'opisto-
tonos. J'avoue même que, les premiers jours, je ne me ren-
dais pas parfaitement compte de la nature de ces symptômes
dont je n'étais pas parvenu à enrayer le cours, lorsque le développement simultané des signes les plus complets d'une
dothiénenterie m'en a révélé, quelques jours plus tard, en
toute certitude, la véritable signification. S'il est une forme
pour laquelle on eût pu concevoir quelques appréhensions
de l'emploi de l'ergot de seigle, c'était assurément celle-là :
car il n'est pas de prédilection thérapeutique si forte et si
légitime qu'on se la représente, qui puisse faire oublier l'ergotisme convulsif connu de tout le monde. Aussi ai-je procédé,
dans ce cas, avec une extrême prudence et me suis-je borné
à administrer 30 centigrammes seulement le premier jour
et 40 centigrammes le second. Mais je n'ai pas tardé à reprendre mes sens, dès que j'ai eu constaté le soulagement
immédiat et vraiment surprenant de mon petit malade. Car,
dès la fin du second jour de traitement, cette rachialgie violente, qui ne lui laissait pas auparavant un moment de repos,
avait complètement disparu, et avec elle avait cessé également cette contracture des muscles de la partie postérieure
du tronc, laquelle dépendait sans doute de l'intensité de la
douleur. — Tout récemment encore (octobre 1882), mon
excellent et distingué confrère M. Romain, médecin-major
au 15e dragons à Libourne, a eu l'obligeance de m'adresser
une observation des plus remarquables qu'il a recueillie chez
un militaire de son service. Dans ce cas, le traitement n'a été
institué qu'à la fin du second septénaire, à la suite d'une complication des plus graves, c'est-à-dire d'une pneumonie double hypostatique. Des doses successives de 75 centigrammes
1 gramme, 1 gr., 50 et 2 grammes d'ergot de seigle sont admi-
nistrés les quatre premiers jours. Or cette complication,
survenue le 14e jour de la maladie, « *cède en quelques jours*,
m'écrit mon très honoré confrère ; *à dater du 22e, la déferves-
cence se fait franchement et rapidement.* » La convalescence

n'a pas tardé à s'établir; la dose de 2 grammes par jour a été continuée jusqu'à la fin du 3e septénaire, et cette dose n'a dû être portée qu'à 1 gramme pendant les quelques jours suivants, après lesquels tout traitement actif a été interrompu. M. Romain a dû être bien frappé sans doute d'un pareil résultat puisqu'il traite de *remarquables* les effets qu'il en a obtenus dans le traitement de cette grave complication.

C'est dans quelques cas analogues à ce dernier, c'est-à-dire dans ceux où la congestion pulmonaire prédomine, que mon excellent maître M. Hérard [1] a obtenu de bons résultats de l'ergot de seigle dont il ajoute qu'il n'a pas cru devoir généraliser l'emploi dans les autres formes de la fièvre typhoïde. On peut voir cependant, d'après ce qui précède, que ce médicament peut s'appliquer avec le même succès à ces diverses formes, et la réserve de ce savant observateur sur ce point de pratique comme sur la validité des données physiologiques qui m'ont guidé, s'explique aisément par les développements incomplets auxquels j'ai dû me livrer à ce sujet, devant 'Académie. Je reviendrai, d'ailleurs, un peu plus loin sur les raisons de cette divergence, plus apparente que réelle.

Après ces preuves multipliées, après cette série de contrôles que j'ai établis avec un soin minutieux et dont j'ai dû me borner à donner ici le résumé succinct, je n'aurais pas besoin de statistique pour montrer l'efficacité vraiment merveilleuse du médicament en question dans le traitement de cette cruelle maladie. Les statistiques bien faites, dont on ne saurait méconnaître l'importance en médecine sont cependant un luxe inutile, pour le cas particulier qui nous occupe; elles n'ont jamais été faites, que je sache, pour venir à l'appui d'une proposition devenue claire et évidente. Est-ce qu'on s'avise de recueillir des statistiques aujourd'hui pour prouver l'efficacité du mercure et de l'iodure de potassium dans la syphilis ou celle de la quinine dans les fièvres pernicieuses? Est-ce qu'on amoncelle chiffres sur chiffres pour montrer

1. *Bulletin de l'Académie de médecine*, séance du 7 novembre 1882, p. 1292.

que l'exacte coaptation et l'immobilité des fragments osseux sont les deux conditions principales de tout bon traitement des fractures ou que la ligature des artères constitue un excellent moyen d'hémostase dans le traitement des hémorrhagies de ces vaisseaux ?

Mais la statistique reprend ses droits, dès qu'on veut comparer la valeur relative de deux ou de plusieurs médicaments similaires, c'est-à-dire jouissant de propriétés thérapeutiques communes, malgré leur diversité d'origine, de forme ou de composition chimique. Voilà pourquoi j'en ai fait une, avec le plus de rigueur possible, pour tous les faits qui ont été, à ma connaissance, observés jusqu'à ce jour [1] touchant l'emploi de l'ergot de seigle dans le traitement de la fièvre typhoïde. Or sur **51** cas, il y a eu **3** décès, ce qui donne une mortalité générale de **5,88** ou de **6** pour **100**. Cette statistique sans doute est encore bien modeste et n'existe guère qu'à l'état embryonnaire. Mais je ne pouvais pas me dispenser de la mentionner et de montrer qu'elle ne vient pas du moins contredire les données thérapeutiques qui précèdent et que j'ai cru pouvoir établir sur des faits expérimentaux recueillis et comparés avec soin. *Numerandæ et perpendendæ :* j'ai été au delà du précepte de Morgagni, qui veut simplement qu'on pèse les observations sans les compter.

Il est même un genre de statistique plus profitable et plus facile à faire auquel j'ai cru devoir recourir dans mes recherches : il consiste à évaluer séparément la mortalité des cas très graves. Or, sur **16** cas *de la plus haute gravité,* soumis par d'autres médecins ou par moi-même au traitement par le seigle ergoté, il y a eu **3** décès, c'est-à-dire une mortalité inférieure à **19** pour **100**. — Ce ne serait pas se montrer trop exigeant sans doute pour une statistique pareille que de demander, à propos de chaque décès inscrit, que l'on se fût positivement assuré *de visu* que l'ergot de seigle employé eût été de bonne qualité. — N'est-ce pas là un résultat assez

1. *Bulletin de l'Académie de médecine,* séance du 5 septembre 1882.

beau pour qu'il puisse attirer l'attention de tous les médecins véritablement soucieux de l'intérêt de leurs malades ?
Ce chiffre de **19** pour **100** en effet[1], obtenu avec des cas *tous
excessivement graves*, reste inférieur à celui que M. Colin [2]
donne comme l'expression de la mortalité habituelle dans
l'armée française (de **20** à **21** pour **100**); il est le même
(19 *pour* 100) que celui qu'indique M. Jaccoud [3] pour l'éva-
luation de la mortalité moyenne de la fièvre typhoïde. Peut-
on dire ici que ma statistique est trop restreinte ? Mais,
quand il s'agit de cas de cette gravité, toutes les unités se
ressemblent, sans acception de lieux ni de génie épidémique
et chaque unité par conséquent doit peser d'un poids très
lourd pour augmenter le taux de la mortalité. — Je défie
bien, pour ma part, qu'on puisse imaginer des types plus
graves que ceux que j'ai insérés dans ma note à l'Académie
du 12 septembre dernier. Et cependant, sur *ces* **5** *cas, tous
arrivés à la période ultime de la maladie*, et même pour quelques-uns *à la période pré-agonique*, j'ai obtenu **5** guérisons.

C'est à l'aide de statistiques comparatives conçues dans
cet esprit que l'on arrivera plus vite et plus sûrement à apprécier la valeur relative des différents modes de traitement ins-
titués contre la fièvre typhoïde. Que l'on vienne à me montrer, par exemple, un certain nombre de faits dans lesquels,
l'ergot de seigle de bonne qualité et convenablement administré ayant échoué, on aurait réussi par d'autres médica-
tions, que l'on arrive à abaisser ainsi la mortalité des cas
très graves jusqu'à la proportion de **15,10** pour **100** ou même
jusqu'à une limite plus infime, s'il se peut, et l'on verra si
l'esprit de système m'empêchera d'accueillir avec reconnais-
sance et avec joie ce nouveau bienfait de la thérapeutique.

---

1. Depuis que ces lignes ont été écrites, j'ai observé *cinq* nouveaux cas,
tous extrêmement graves, sur lesquels j'ai eu *trois* guérisons et *deux* décès,
ce qui élève la mortalité de 19 à 24 pour 100.

2. *Bulletin de l'Académie de médecine*, séance du 23 janvier 1882, p. 80.

3. *Bulletin de l'Académie de médecine*, séance du 6 février 1883, p. 197

Il y a des mots qui font véritablement fortune : le mot *système* est un de ces mots. Dans une question de thérapeutique surtout, où des divergences d'opinion manquent rarement de se produire, ce mot cause sur quelques esprits une impression magique. Est presque toujours déclaré systématique dans notre art, celui qui donne constamment le traitement dans une même maladie, parce qu'après un examen comparatif, fait avec soin, il juge ce traitement supérieur à tous les autres : celui-là seul ne l'est pas, qui a l'avisement de les varier, parce que le plus souvent il n'a confiance dans aucun. De telle sorte que les plus systématiques d'entre tous les médecins sont ceux qui donnent *toujours* du mercure ou de l'iodure de potassium aux syphilitiques, *toujours* du fer aux chlorotiques : les plus systématiques de tous sont ceux qui donnent *toujours* et *toujours* du bromure de potassium aux épileptiques, parce qu'ils n'ont encore rien trouvé de mieux pour soulager, sinon pour guérir ces malheureux. Le moins systématique, au contraire, serait celui qui donnerait coup sur coup à un malade atteint de fièvre pernicieuse, saignées, ventouses, purgatifs, vésicatoires et le reste, et même un peu de quinine, par surcroît. Étudier avec soin ce protée pathologique, apprendre péniblement à connaître la nature des désordres de tout genre qu'il peut produire dans notre frêle organisme, chercher à discerner, dans chaque cas, le masque qu'il revêt ! Fi donc ! Et pourquoi faire ? Pour arriver à donner, dans ces cas si variés en apparence et si analogues en réalité, pour arriver à *toujours* donner de la quinine, à passer pour systématique ! Mieux vaut faire preuve d'éclectisme, ce *nec plus ultra* de la sagesse médicale ! C'est un soi-disant esprit de système qui fait travailler un petit nombre de thérapeutistes, c'est la peur des systèmes qui donne de l'assurance, des loisirs et parfois du profit à un très grand nombre d'autres. Il n'y a qu'un bon moyen cependant de guérir les vrais systématiques de cette aberration d'amour-propre qui n'est que trop réelle assurément et que je ne puis ni ne veux défendre ; c'est de les éblouir de lumière, pour qu'ils puissent voir par eux-mêmes la vérité qu'ils méconnaissent. Un éclectique serait mal venu à apostropher durement deux observateurs qui ne s'entendraient pas sur la forme ronde ou carrée d'une tour éloignée et à s'efforcer gravement de les convaincre, sans leur en donner la moindre preuve, qu'elle est carrée de face et ronde de profil. Que ne dirige-t-il plutôt une bonne lunette sur la tour en question? A l'instant même, celle-ci apparaîtra à tous les yeux avec une forme si nette, qu'il n'y aura plus le moindre désaccord possible. Les visions naissent la nuit et la vérité seule resplendit au grand jour. Mais on ne peut prétendre à découvrir celle-ci que par de longues et patientes recherches, par un appel réitéré aux vérités déjà acquises. Ce n'est pas sans raison que la nature nous a pourvus de deux yeux, dont l'un doit être tourné vers le passé et l'autre vers l'avenir : elle nous fait voir ainsi que, loin de se repousser, la tradition et le progrès sont deux termes inséparables dans toute recherche scientifique.

J'arrive maintenant à la physiologie pathologique de la fièvre typhoïde que je n'ai eu l'idée d'étudier qu'après avoir appris par l'expérience des autres et par la mienne que non seulement l'ergot de seigle, mais encore plusieurs autres agents tels que le sulfate de quinine, les préparations salicylées, la créosote et l'eau froide étaient réellement utiles, quoique à des degrés variables, dans le traitement de cette maladie. Il y a même plus : c'est en comparant l'action de l'eau froide et celle de l'ergot de seigle dans plusieurs maladies et notamment dans la fièvre typhoïde, contre laquelle je savais déjà que l'eau froide avait donné d'excellents résultats, c'est en me livrant à cette comparaison dont j'ai étendu plus tard l'application à quelques autres agents, qu'il m'a été donné de reconnaître l'action éminemment favorable du seigle ergoté contre la même affection. Singulier esprit systématique que celui qui vous porte à rechercher s'il existe ou non, chez l'un des agents d'une même série, les mêmes propriétés thérapeutiques communes à tous les autres agents! Que l'ergot de seigle eût été ou non reconnu utile, en quoi cela pouvait-il détruire les données expérimentales déjà acquises sur l'efficacité de la quinine, de la créosote, de l'acide phénique, de l'acide salicylique, du salicylate de soude et de l'eau froide dans la fièvre typhoïde ? Et si demain on venait à trouver un médicament beaucoup plus efficace que l'ergot de seigle, comment cela ferait-il que ce dernier, comme l'expérience nous l'a appris, ne fût pas utile, lui aussi, quoique à un moindre degré, contre la fièvre typhoïde ? Quel rapport peuvent avoir d'ailleurs ces divers résultats thérapeutiques avec l'étude de l'enchaînement des lésions et des symptômes dont il nous reste à donner un aperçu ?

Les données de physiologie pathologique que j'ai recueillies et dont je vais donner un résumé succinct, ne sont, en effet, en aucune façon solidaires des faits thérapeutiques qui précèdent. Supposons que l'ergot de seigle n'existe pas ; les indications thérapeutiques qu'elles nous révèlent n'en subsisteront pas moins et pourront être remplies plus ou moins bien, par tout autre agent de la série, l'eau froide, la quinine, l'acide salicylique, la créosote ou l'acide phénique, etc., etc. Et, en admettant même que nous ne connaissions aucun agent capable de les remplir, j'ose dire que les propositions de physiologie pathologique auxquelles j'ai été conduit resteraient vraies dans leur ensemble, sinon dans tous les détails, détails que personne encore ne peut se flatter de connaître entièrement et qu'on ne saurait jamais soumettre à une trop minutieuse analyse. Et ce qui peut me permettre d'exprimer ici cette confiance sans témérité, c'est que je n'ai pas hasardé une seule explication qui ne fût basée non seulement sur la connaissance des lésions et des symptômes de cette maladie, mais encore sur la filiation et par conséquent sur l'ordre ou la date de développement de ces lésions et de ces symptômes. On ne tardera pas à en juger, je l'espère, par les courts développements qui vont suivre.

En quoi consiste donc cette théorie physiologique, dont j'ai puisé d'ailleurs presque toutes les données dans les tra-

vaux de Zenker et de mon savant ami M. le professeur
Hayem? Elle se réduit à cette simple notion que l'expérience de chaque jour permet à tous de vérifier et qu'admet
d'ailleurs mon savant maître M. Hérard [1], à savoir : que le
système musculaire tout entier subit des altérations précoces
dans le typhus abdominal et que, bien avant le développement de la fièvre, il est frappé, sinon d'une inertie complète,
du moins d'une impuissance relative, ou, en d'autres termes,
d'une diminution de force qui est des plus frappantes dans le
système musculaire des membres, par exemple.

Or, cette même diminution de force contractile doit exister et existe en réalité dans le cœur, comme l'a si bien démontré M. Hayem; elle doit donc exister au même titre dans
les fibres musculaires des parois artérielles dont le rôle actif
dans le cheminement du sang à l'état normal ressort plus
particulièrement des remarquables expériences de M. Onimus
et de Legros.

Le cœur étant devenu plus faible, que doit-il en résulter?
C'est que le sang est lancé avec moins de force dans tous les
organes où il est dès lors forcé de séjourner. De là ces congestions multiples, plus ou moins intenses sans doute suivant
les cas, mais siégeant non seulement dans le poumon, le seul
organe où se déverse le sang venant du cœur droit, mais
encore dans tous les autres organes qui sont desservis par la
grande circulation et reçoivent le sang du cœur gauche et du
système aortique. De là encore le ralentissement du cours
du sang dont les globules rouges de la sorte arrivent moins
souvent au poumon et se chargent d'une moindre quantité
d'oxygène. De là enfin cette asphyxie qui est comme la *ca-
ractéristique de la fièvre typhoïde*, asphyxie qui ne devient
évidente sans doute que dans les cas graves ou à une période
avancée de la maladie, mais *qui doit nécessairement commencer, dès que le cours du sang est ralenti*, ou en d'autres termes,
dès que les muscles cardio-vasculaires qui le font cheminer

1. *Loc. cit.*

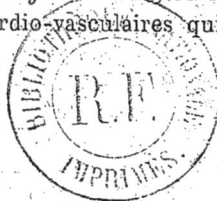

2

ont perdu de leur force contractile. Car quel autre nom donner à cet état où le sang vient à perdre progressivement sa quantité normale d'oxygène? Et cette sorte d'asphyxie latente ou, si l'on aime mieux, cette désoxygénation partielle du sang doit se produire de très bonne heure, c'est-à-dire au moment où la période prodromique vient à poindre et où le malade éprouve déjà une faiblesse générale plus ou moins marquée. En d'autres termes, la lassitude des membres que le malade accuse doit être pour nous la traduction fidèle de la lassitude du cœur et des vaisseaux qui se produit en même temps et que nous ne pouvons pas voir, mais qui donne lieu à certains troubles cérébraux ou autres qu'il nous est parfaitement possible de constater.

Que doit-il infailliblement arriver, en effet, dès que commence à s'opérer le relâchement plus ou moins marqué des muscles cardio-vasculaires dans tout l'appareil circulatoire? C'est que le sang ne se trouve plus comprimé par les parois des vaisseaux qui le renferment et qu'il doit obéir dès lors à la pesanteur et se porter de préférence sur les parties déclives. De là les vertiges, les éblouissements et la pâleur de la face dans la station debout, de là encore la congestion plus grande des organes abdominaux et la tendance à l'hypostase dans les parties déclives des poumons. La *pression sanguine* diminue donc, et elle diminue d'autant plus que la faiblesse musculaire est elle-même plus grande. De là l'accélération et le dicrotisme du pouls, de là encore l'altération consécutive des globules rouges du sang dans tous les organes où ils séjournent, sans avoir pu renouveler leur provision normale d'oxygène. De là enfin une sorte d'auto-infection par ces globules altérés, laquelle vient augmenter encore la faiblesse musculaire déjà si grande et causer des désordres d'autant plus graves que le nombre des globules est plus considérable, c'est-à-dire que le sujet est lui-même plus vigoureux, ce que l'expérience clinique vient en effet confirmer. A mesure que la pression sanguine diminue, le pouls s'accélère, et en même temps la *vitesse du sang diminue;* car le cœur, devenu plus faible, doit nécessairement imprimer une impulsion moins forte au liquide qui le traverse. Il est donc vrai de dire en général, quoiqu'une pareille proposition semble paradoxale, que *le cours du sang se ralentit, dès que les battements du cœur s'accélèrent, et vice versâ.*

J'insiste tout particulièrement sur cette dernière proposition, parce qu'elle est capitale dans la question qui nous occupe et qu'elle repose sur des raisons qui me paraissent inattaquables, bien que la proposition en question heurte de front une opinion trop généralement reçue. Un grand nombre de médecins, en effet, et des plus recommandables, admettent que *l'accélération des battements du cœur* doit avoir pour conséquence inévitable d'*accroître la vitesse du cours du sang*, ou, en d'autres termes, d'*activer la circulation.* Or, sans pouvoir reproduire ici les longs développements que j'ai donnés à cette importante question dans la double étude de physiologie pathologique que j'ai publiée sur la *fièvre typhoïde* et sur le *mal des montagnes*, je me bornerai à dire, ce qui est d'ailleurs bien facile à prouver en quelques mots, que cette opinion, si généralement accréditée, repose uniquement sur les apparences, et ne peut pas tenir devant un examen approfondi.

Car admettre, par exemple, que le sang se meut avec plus de vitesse dans la fièvre typhoïde, parce que les battements de cœur sont devenus plus fréquents, ce serait reconnaître de deux choses l'une : ou que le muscle cardiaque se contracte avec plus de force dans cette pyrexie, ce qui est contraire à l'observation de tous les médecins et à la démonstration péremptoire de l'akinésie du cœur, que l'on doit à M. le professeur Hayem ; ou que ce même muscle lance le sang d'autant plus loin qu'il est devenu plus faible, ce qui choque le sens commun non moins que la physique. Ne sait-on pas, d'ailleurs, depuis les remarquables travaux de M. Marey sur *la circulation*, que la *tension artérielle diminue*, à mesure *que les battements du cœur s'accélèrent, et vice versâ?*

Or c'est là, sous des termes différents, une conclusion

identique à celle que nous a révélée cette étude de physiologie pathologique. Car, en se renfermant dans la question qui nous occupe et en dehors bien entendu de toute affection organique du cœur, en envisageant uniquement les conditions ordinaires de toute fièvre typhoïde confirmée, on émet une seule et même proposition, en disant : *tension artérielle affaiblie, — ou diminution de la force du cœur, — ou accélération des battements de cet organe, — ou enfin, diminution de la rapidité du cours du sang.* — Ce dernier, sans doute, diminue de plus en plus de vitesse, quelques instants avant la mort, bien que le cœur, avant de cesser de battre, ait ralenti ses mouvements. Mais il n'y a là qu'une contradiction apparente ; car c'est avec l'état de santé, et non avec la mort imminente, qu'un état morbide quelconque gagne plus particulièrement à être comparé.

La conclusion relative au fait de la diminution de vitesse du cours du sang dans la fièvre typhoïde, laquelle sert, pour ainsi dire, de clef de voûte à l'étude pathogénique des lésions et des symptômes de cette maladie, cette conclusion, dis-je, repose donc à la fois sur l'observation rigoureuse des faits pathologiques et sur les données les plus incontestables et les plus incontestées de la physiologie normale.

Un simple coup d'œil jeté sur la figure ci-dessous permet de saisir le mécanisme des phénomènes que je viens de décrire :

Qu'arrive-t-il, en effet, à l'état normal ?

Le sang, d'une part, est partout comprimé par les réservoirs qui le contiennent et se trouve à l'état de conduite forcée dans tout le torrent circulatoire. Quoiqu'il soit irrégulièrement comprimé et qu'il soit soumis à une pression plus forte dans les artères que dans les veines, il est incessamment resserré par les vaisseaux grands ou petits dans lesquels il est renfermé. Il ne peut plus dès lors obéir à la pesanteur et il se porte aussi facilement dans le cerveau, pendant la station debout, par exemple, que dans tout autre organe occupant une position déclive.

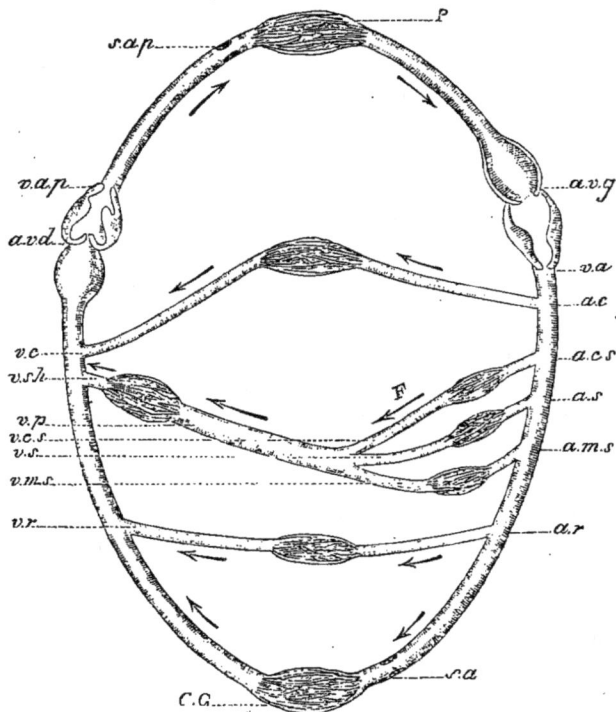

LÉGENDE EXPLICATIVE.

a, v, g. Valvule auriculo-ventriculaire gauche. — a, v, d. Valvule auriculo-ventriculaire droite. — v, a. Valvules sigmoïdes de l'aorte. — v, a, p. Valvules sigmoïdes de l'artère pulmonaire. — s, a. Sphincter aortique unique, représentant la multitude de sphincters musculaires siégeant sur les petites artères et précédant les vaisseaux capillaires de la circulation générale. — s, a, p. Sphincter analogue de l'artère pulmonaire et précédant les vaisseaux capillaires du poumon. — a, c. Artère unique représentant les artères qui vont au cerveau. — v, c. Tronc veineux correspondant. ramenant le sang du cerveau. — a, c, s. Artère coronaire stomachique. — v, c, s. Veine coronaire stomachique. — a, s. Artère splénique. — v, s. Veine splénique. — a, m, s. Artère mésentérique supérieure. v, m, s. Veine mésentérique supérieure. — a, r. Artère rénale. — v, r. Veine rénale. — v, p. Tronc de la veine-porte. — v, s, h. Veine sus-hépatique. — F. Flèche indiquant le sens du courant veineux abdominal. — P. Poumons. — $C. G.$ Capillaires de la circulation générale.

Si l'on envisage, d'autre part, ce qui se passe dans le réservoir aortique, par exemple (et les mêmes phénomènes doivent évidemment se passer, à des nuances près, dans le réservoir de l'artère pulmonaire), on voit que l'accomplissement régulier de la circulation se trouve intimement lié à l'intégrité fonctionnelle complète des muscles cardio-vasculaires. Car, pour que ce réservoir aortique se remplisse, il faut que les muscles vasculaires s. a., qui jouent le rôle de véritables sphincters, se resserrent préalablement à la contraction cardiaque qui doit suivre. Puis, une fois ce réservoir suffisamment rempli, le ventricule gauche se contracte au même moment où la plupart des sphincters s. a. se relâchent ou plutôt se laissent entr'ouvrir. Or, il faut un certain temps pour que le sang s'accumule en quantité suffisante dans ce même réservoir. *D'où à l'état de santé, la lenteur relative des battements cardiaques et des pulsations artérielles, par comparaison à ce qui se passe dans l'état fébrile.*

Qu'arrive-t-il maintenant dans la fièvre typhoïde?

Il arrive que les sphincters artériels s. a. étant affaiblis ne se contractent plus qu'imparfaitement, que le muscle cardiaque étant lui-même plus faible, n'attend plus pour se contracter que le réservoir aortique soit distendu par le sang, qu'il se contracte enfin plus souvent, mais moins énergiquement. — *D'où une diminution plus ou moins marquée de la pression artérielle et une accélération des battements du cœur et des pulsations artérielles.* D'où il suit encore que le sang, ne se trouvant plus en conduite forcée, *obéit à la pesanteur et se porte vers les parties déclives, qu'il circule moins vite et arrive plus rarement au poumon, etc., etc.*, phénomènes dont je viens de donner un résumé succinct.

Voilà, dans ses traits principaux, toute la théorie physiologique que m'a révélée l'étude attentive de l'enchaînement des lésions et des symptômes de la fièvre typhoïde. Si elle a un défaut, c'est de paraître trop simple; il semble, en effet, difficile d'admettre *a priori* qu'il n'y ait pas un mécanisme plus compliqué dans tout cet enchevêtrement de phénomènes morbides. Et cependant il n'est pas un de ces phénomènes, dans cette pyrexie, qui ne s'explique à merveille par ces troubles circulatoires persistants dont une minutieuse analyse nous a révélé l'existence. Rien de plus naturel d'admettre dès lors que, s'il existe un agent capable de dissiper la congestion dans un organe, il puisse et doive la dissiper de même dans tous les autres. On comprend encore que cet agent, quel qu'il soit, quinine, eau froide, acide phénique, acide salicylique, ergot de seigle ou autre, fasse disparaître au moins momentanément les troubles si variés qui dépendent de ces congestions. On comprend enfin que l'un de ces agents, doué d'une propriété excito-motrice plus marquée que celle dont les autres sont pourvus, on comprend, dis-je, que cet agent puisse modifier même profondément la marche de la maladie, lorsqu'il est administré surtout à des doses appropriées à chaque malade et avec non moins de persévérance que de suite, tant que le système musculaire n'a pas encore eu le temps de reprendre partout son énergie première.

Je viens de dire que, loin d'être séduit par la simplicité même de ces données physiologiques, notre esprit en concevait au contraire une sorte de méfiance instinctive que la réflexion et souvent une longue réflexion pouvait seule parvenir à dissiper. Or, cette théorie peu compliquée conduit à une simplicité thérapeutique qui n'est guère de nature à plaire davantage à un certain nombre de malades. Appelé un jour près d'une demoiselle de seize ans, atteinte d'une forme adynamique grave de fièvre typhoïde, je me borne à prescrire des cachets de seigle ergoté, ayant toujours l'habitude dans ces cas, comme dans beaucoup d'autres, de ne pas me livrer à des associations médicamenteuses qui peuvent porter obstacle à la saine appréciation des effets thérapeutiques que l'on cherche à provoquer. Je vois encore l'air stupéfait de la mère de cette malade, qui m'interpelle d'un ton sec en me disant :

« Comment, monsieur, vous ne prescrivez pas autre chose à ma fille! » — « Non, madame, pas autre chose, lui répondis-je. Mais il me semble *que ce ne sera pas là un grief bien considérable s'il suffit de ce peu de chose pour lui faire du bien. »*

On voit par là qu'on est tenu de réussir, lorsqu'on veut faire *simple*. Heureusement pour moi, une amélioration des plus notables n'a pas tardé à se produire dans l'état de cette jeune malade, et la même dame, en m'adressant plus tard ses plus vifs remercîments, m'a avoué qu'elle m'en avait beaucoup voulu un moment de la pauvreté de mes prescriptions et qu'elle avait été très étonnée de voir qu'un moyen si simple pût avoir une efficacité si sûre et si rapide. — Ne cèdent-ils pas aussi, malgré eux, à ce sentiment de méfiance exagérée pour la simplicité thérapeutique, les médecins qui reprochent à quelques-uns de leurs confrères de se montrer systématiques, en faisant un usage exclusif les uns de l'eau froide, les autres de l'acide phénique, des préparations salicylées ou du seigle ergoté? Si l'indication thérapeutique qui est d'activer le cours du sang ralenti, ne change pas durant tout le cours de la fièvre typhoïde, pourquoi la médication devrait-elle changer? Or, celle-ci ne change pas, selon nous, lorsque l'on vient à substituer la quinine à l'eau froide, ou l'ergot de seigle à l'acide phénique, etc., et *vice versa*. Tous ces agents sont bons parce qu'ils appartiennent à la même série thérapeutique. Mais la solution du problème clinique reste incomplète, il est vrai, tant qu'on n'a pas fixé en toute certitude *le meilleur parmi les bons*.

Mais, avant d'aller plus loin, je crois devoir donner quelques explications sur les réserves faites par M. Hérard[1] et il me sera facile de montrer, je l'espère, que celles-ci se réduisent à de simples nuances d'opinion sur la période initiale d'une maladie dont les phases principales répondent cependant au processus morbide ultérieur, tel que je viens de le développer. D'où provient en effet cet affaiblissement musculaire général? M. Hérard estime avec raison qu'il provient d'un agent morbide, microbe ou autre, préalablement

1. *Loc. cit.*, séance du 7 novembre 1882, p. 1293.

introduit dans le sang, car je ne saurais pour ma part contredire à une semblable proposition.

Quant au mécanisme par lequel cet agent morbide vient à altérer conséquemment le système musculaire, il est loin d'être encore élucidé, et je ne saurais m'élever contre l'explication à laquelle se rattache mon savant et excellent maître. Il se peut sans doute que le poison typhoïde ou typhogène n'altère les diverses fibres musculaires du corps que par l'intermédiaire des nerfs qui les animent. Si j'ai admis de préférence une action directe de ce poison sur ces mêmes fibres musculaires, c'est uniquement pour rendre l'hypothèse plus simple et par conséquent plus facile à saisir. Mais je dois déclarer qu'il me serait impossible de me prononcer sur la question de savoir si cet affaiblissement est primitif ou secondaire, s'il résulte d'une action directe du sang contaminé sur les fibres musculaires ou d'une action indirecte exercée par l'intermédiaire des filets nerveux qui se rendent à ces fibres musculaires. — J'ignore de même si la quinine, l'eau froide, l'acide phénique, le salicylate de soude et l'ergot de seigle rétablissent la contraction de ces dernières en agissant directement sur elles ou sur les nerfs moteurs qui les animent.

Mais, que cette action soit directe ou indirecte, il n'en résulte pas moins ce fait : que la contractilité de tous les muscles du corps est notablement affaiblie dans la fièvre typhoïde et qu'elle a pour conséquence inévitable de produire ces troubles de circulation et de nutrition dont j'ai parlé et que chacun connaît et qui constituent, à eux seuls, tout le syndrome typhoïde. Il n'y a donc là, je le répète, qu'une légère divergence, portant uniquement sur l'origine des lésions musculaires, et nullement sur les troubles plus ou moins graves que celles-ci ne tardent pas à engendrer.

Malgré l'incertitude que je signale et qui ne porte en définitive que sur un point tout à fait accessoire, ces données de physiologie pathologique me paraissent avoir cette double importance que, d'une part, elles nous rendent compte du mode de production de la plupart des phénomènes typhoïdes

et que, d'autre part, elles nous fournissent des indications
thérapeutiques précises qui sont de nature à nous guider
non seulement dans tout le cours de l'évolution morbide,
mais encore et surtout dans les cas difficiles.

Examinons maintenant si les agents employés avec plus
ou moins de succès dans la fièvre typhoïde sont doués de
quelques propriétés physiologiques assez saillantes, pour
nous permettre de présumer, sinon d'accepter comme une
chose démontrée qu'ils peuvent suffisamment remplir ces
indications. Voyons s'il peut être indifférent de les substituer
l'un à l'autre ou s'il convient d'établir entre eux une sorte de
hiérarchie et de donner la préférence à l'un sur tous les autres.
Dans cette note, d'où je m'efforce de bannir toutes les super-
fluités, je ne puis pas m'étendre longuement sur la solution
à donner à la première question qui appartient d'ailleurs au
domaine de la physiologie proprement dite et sur laquelle je
dois décliner toute compétence. Il s'agirait de savoir si les
divers médicaments que j'ai déjà nommés et qui ont été
reconnus utiles, pour la plupart, par des médecins recommandables, si tous ces médicaments peuvent agir sur la contractilité musculaire soit pour l'augmenter lorsqu'elle est normale, soit pour la réveiller lorsqu'elle est engourdie. Or, sans
entrer dans de longs détails à cet égard, je me bornerai à
rappeler certains phénomènes saillants produits par les
principaux de ces agents. Le sulfate de quinine, par exemple, administré à des doses suffisantes, produit souvent des
tremblements fibrillaires; sous l'influence de l'eau froide,
les fibres lisses cutanées se contractent, la peau devient
chair de poule; l'ergot de seigle mélangé au pain pris jour-
nellement à des doses infiniment supérieures aux plus fortes
doses thérapeutiques, produit des accidents connus sous le
nom d'ergotisme convulsif; l'acide phénique enfin, à dose
toxique, produit également des convulsions toniques très
violentes. Toutes ces substances sont donc *excito-motrices* à
des degrés divers et peuvent par conséquent remplir l'indication qui domine dans tout le cours de la fièvre typhoïde,

indication consistant à rendre à la contractilité musculaire l'éner-
gie qui lui manque dès le début du mal et qui ne fait que dimi-
nuer de plus en plus dans la suite.

Quant à la question de savoir si, dans un cas donné, il est possible d'obtenir le même degré d'efficacité de l'une ou l'autre de ces substances, sans être en mesure d'établir à cet égard un parallèle rigoureux, je crois être arrivé cependant à quelques conclusions utiles qu'il est de mon devoir de faire connaître. Et d'abord il ne s'agit pas ici, on le comprend, d'une question de simple curiosité scientifique. La pratique ne vit pas d'abstractions et doit se préoccuper non seulement de déterminer avec soin le degré réel d'utilité d'un médicament, mais encore d'en obtenir l'application facile au lit des malades.

Pour apprécier sûrement la valeur relative de ces divers agents, il faudrait les comparer deux à deux dans un égal nombre de cas extrêmement dangereux, de façon à démontrer que c'est toujours le même agent qui, employé après chacun des autres, donne le plus grand nombre de succès.

Or, j'ai pu faire cette comparaison pour deux de ces agents, pour le sulfate de quinine et pour l'ergot de seigle, et je dois déclarer sans la moindre hésitation que ce dernier jouit d'une très grande supériorité sur le premier. On ne pourra pas m'accuser cependant de tramer de noirs desseins contre le sulfate de quinine que j'ai manié plus que tout autre médicament et auquel je dois, dans ma pratique, des succès bien remarquables. Le sulfate de quinine est incontestablement utile dans la fièvre typhoïde, même dans les formes graves où il abaisse la température, produit une atténuation notable de tous les symptômes et permet aux malades de supporter une alimentation convenable, sans que celle-ci entraîne jamais des accidents graves du côté des voies digestives. Mais il n'abrège pas la durée de la maladie d'une manière appréciable, même dans les cas de moyenne gravité, et il demande le plus souvent à être porté à des doses assez fortes (de 1ᵉʳ 50 à 2 grammes par jour et quelquefois plus pour un

adulte) pour produire un amendement marqué de tout l'appareil symptomatique. J'ai vu, pour ma part, des accidents graves
survenir, tels que hémorrhagie intestinale, hypostase pulmonaire intense, pour un seul jour d'interruption du traitement.
De plus, il reste absolument impuissant, à quelque dose
qu'on le porte, en présence des cas très graves. J'ai perdu des
malades chez lesquels j'avais progressivement porté la dose
jusqu'à 3^{gr} 50 par jour, et le seul avantage que j'aie cru
retirer de cette médication, c'est d'avoir réussi à diminuer
un peu la violence des symptômes et à prolonger peut-être
la vie de quelques jours. L'observation IV insérée dans ma
note à l'Académie[1] offre un exemple frappant de ce que
j'avance : le sulfate de quinine a été administré pendant une
douzaine de jours consécutifs et à des doses croissantes (de
75 centigrammes à 2^{gr} 50, dose la plus forte qui ait été don-
née), ce qui n'a pas empêché le malade de passer par toutes
les phases d'une aggravation rapide et incessante et d'être
en proie à tous les accidents d'une fièvre ataxique des plus
graves. — Or, en moins de 24 heures, et après l'administration d'une dose de 3^{gr} 25 de seigle ergoté, tout ce
cortège formidable de symptômes avait sinon disparu, du
moins subi un changement des plus favorables et tout à fait
inespéré, et la température axillaire, qui était à 40 degrés
36 heures auparavant, était descendue à 37 degrés. — Dans un
cas, de la plus extrême gravité, que j'ai observé tout récemment chez une enfant de 11 ans, qui a parfaitement guéri, j'ai
obtenu en 8 heures, et avec une dose de 1^{gr} 50 d'ergot de
seigle, une chute de la température de plus de 5 degrés.
Celle-ci était, en effet, à 42 degrés à 11 heures du soir
et, à 36 degrés, 8 à 7 heures le lendemain matin. — Or, cette
même transformation rapide des symptômes, ce changement
à vue si subit, j'allais presque dire cette sorte de résurrection,
je les ai constatés dans *la plupart des cas extrêmement graves*
que j'ai observés jusqu'à ce jour. Lorsqu'on institue le trai-

---

1. *Loc. cit.*, séance du 12 octobre 1882, p. 1021.

tement à cette phase ultime du mal, on ne réussit pas toujours, bien s'en faut. Mais j'ai réussi dans la proportion de
76 pour 100, là où j'aurais eu au moins 95 pour ne pas dire
100 pour 100 de mortalité par le sulfate de quinine, contraste
qui porte suffisamment avec lui son enseignement.

Qu'on s'étonne, après cela, que ce même médicament
puisse abaisser d'un degré, si je puis ainsi dire, la gravité de
la maladie, abréger par conséquent la durée des cas graves,
faire avorter les cas bénins et prévenir même le développement de la maladie dans la période prodromique! On ne
peut nier *à priori* que ce qui est contradictoire d'une vérité
déjà prouvée. Or, je le demande, qu'y a-t-il de contradictoire
à admettre que la fièvre typhoïde puisse être modifiée dans
sa marche par des moyens différents de ceux qu'on employait
auparavant sans succès? Que faut-il à un typhoïdique pour se
soustraire à l'étreinte de son mal? Toujours et toujours de
la force contractile. Qu'y a-t-il donc de si étrange que peu
de force contractile au début produise un meilleur effet sur
l'organisme qu'un grand déploiement de cette même force à
une période beaucoup plus avancée? Que faut-il pour éteindre
un incendie? De l'eau. — Que faut-il au début? Un peu
d'eau. — Que faut-il, lorsque le feu a gagné en étendue?
Beaucoup d'eau, et un peu plus tard, toute l'eau de la mer
ne suffirait plus à sauver le peu qui reste de l'édifice en
flammes. Quoi que nous aient appris sur ce point l'expérience et le raisonnement réunis, cela n'empêchera nullement
quelques passants égoïstes dont on implore le secours pour
arrêter un incendie, de prétendre tout net, en vous tournant
le dos, que tout cela n'a aucun sens, qu'il n'y a pas le feu
que l'on suppose, et, que, le feu existât-il, toute l'eau du
monde n'y ferait rien. Les imprudents ne songent pas qu'un
jour ou l'autre le feu peut prendre à leur maison, et que ce
pourrait bien être pour eux que le même inconnu dont ils
dédaignent aujourd'hui le généreux appel, demandât alors
leur assistance aux indifférents de la rue.

A l'époque où M. Glénard a cherché à vulgariser en

France la méthode de Brand, je me proposais de l'employer, le cas échéant ; car, tout en ayant à me louer de la quinine dans la mesure que je viens d'indiquer, j'étais bien assuré qu'elle ne m'avait jamais donné les résultats avantageux que Brand et ses adeptes disaient avoir retiré de l'usage des bains froids, et je ne comprenais pas d'ailleurs comment des médecins instruits et consciencieux auraient pu se méprendre à ce point sur une maladie d'un diagnostic généralement si facile. Mais, presque au même moment, j'ai eu recours, comme je l'ai déjà dit, à l'ergot de seigle dont les bons effets ont bien vite dépassé toutes mes espérances.

Mais, après m'être livré aux recherches de physiologie pathologique que j'ai consignées dans un long travail et dont je viens de donner un aperçu sommaire, je n'ai jamais cru, pour ma part, à l'interprétation que l'on donnait sur les bons effets de l'eau froide. Ce n'est pas en soustrayant de la chaleur au corps des fébricitants que celle-ci se montre utile, mais bien en faisant contracter d'abord les petits vaisseaux cutanés, puis de proche en proche ou plutôt cette fois, par une action nerveuse réflexe, les vaisseaux plus volumineux ; la pression sanguine, notablement abaissée par la fièvre, ne devait pas tarder dès lors à augmenter au moins momentanément, la circulation du sang reprenait ainsi son cours à peu près normal et c'est à la suite de toutes ces modifications que la température s'abaissait. Car, si cette explication n'était pas fondée, comment se rendrait-on compte de la même diminution réelle de température que l'on obtient par le sulfate de quinine, l'acide salicylique, la créosote, l'ergot de seigle, l'acide phénique, etc., bien qu'il n'y ait, avec aucun de ces remèdes, la moindre soustraction de calorique que l'on puisse invoquer ?

Mais, j'ai tenu à vérifier par moi-même les effets que peut produire l'eau froide, ingérée par la bouche, selon la méthode de M. Luton [1]. J'ai donc soumis à la diète hydrique

1. *Étude de thérapeutique générale et spéciale*, p. 387 et suiv. Paris, 1882 J.-B. BAILLIÈRE, éditeur.

pure deux malades qui me paraissaient atteints d'une forme
typhoïde de moyenne gravité et arrivée chez les deux vers la
fin du premier septénaire : je leur ai donné à discrétion de
l'eau froide ordinaire, non filtrée, et à l'exclusion de tout
autre liquide ou aliment. Or, j'ai obtenu, dans ces deux cas,
non seulement un abaissement notable de la température,
mais encore une amélioration rapide de tous les symptômes
et notamment de la stupeur qui était très prononcée avant
le début du traitement.

Celui-ci n'a été prolongé que deux jours chez le premier
malade et trois jours chez le second, et en voici la raison :

Le retour de l'appétit ayant bien vite succédé à la soif
assez vive qui existait au début, je ne pouvais pas songer à
les faire boire de force et je n'osais pas leur prescrire des
aliments qui auraient été mal tolérés, si je venais à suspendre
l'usage de l'eau froide. M. Luton substitue, dans ces cas, à la
diète hydrique du lait de vache étendu d'eau, et il augmente
progressivement l'alimentation. Mais, comme celle-ci ne
peut être conduite ainsi qu'avec lenteur, j'ai mieux aimé
soumettre mes deux malades au traitement à l'ergot de
seigle avec lequel je savais qu'une alimentation beaucoup
plus réparatrice devait être rapidement tolérée. Le résultat
obtenu a, en effet, répondu à mon attente, et la guérison a
été obtenue après une évolution assez courte de la maladie,
de quinze jours dans un cas et de dix-huit jours dans l'autre.

On peut voir par cet exemple que, loin de m'abandonner
à des vues systématiques qui rendent trop souvent la thérapeutique exclusive, je n'ai pas hésité à recourir à un traitement qui avait donné d'excellents résultats entre les mains
d'un observateur aussi distingué, et cependant, je disposais
déjà, ou du moins je croyais fermement disposer d'un traitement efficace contre la maladie qui nous occupe. Si je l'ai
fait, c'est que ce traitement entièrement inoffensif d'ailleurs
me paraissait répondre *à priori* à la double indication que j'ai
signalée précédemment. D'une part, l'eau froide absorbée
devait réveiller la contractilité du cœur et des muscles vascu-

laires, de la même façon que nous avons vu l'eau froide agir primitivement sur les vaisseaux cutanés affaiblis. D'autre part, l'ingestion d'une grande quantité d'eau dans le torrent circulatoire devait augmenter rapidement la tension sanguine et dissiper par là même les congestions déjà produites ou en prévenir de nouvelles dans les organes hyperémiés.

Tout en proclamant la justesse du fait d'observation signalé par M. Luton relativement à l'efficacité de ce traitement si simple, je ne saurais donc pas accepter l'explication qu'il en donne; car, dans la pensée de ce savant médecin, cette efficacité serait due principalement à la suppression des aliments ternaires, laquelle s'opposerait à la production ultérieure de fermentations septiques. La preuve qu'il n'en est pas ainsi, c'est qu'avec le traitement à l'ergot de seigle institué de bonne heure, je laisse prendre aux malades tous les aliments qu'ils désirent et que je n'ai jamais eu qu'à me louer d'une pareille pratique.

Si je voulais recourir à un traitement exclusif par l'eau froide, je donnerais celle-ci en boisson lorsque le malade a soif, et je prescrirais soit les lotions froides, soit les bains froids, dès que l'appétit commencerait à reparaître, tout en permettant alors une alimentation suffisante qui serait d'ailleurs bien supportée, selon l'avis des partisans de la méthode de Brand. Ou bien je réglerais l'ingestion de l'eau froide comme on règle un traitement thermal, en donnant par exemple une certaine quantité d'eau froide, matin et soir, et en permettant l'administration de certains aliments dans les intervalles. Car ce n'est pas avec de l'eau exclusivement, mais bien avec du sang fabriqué par l'organisme que doit s'opérer la tension sanguine à l'état normal.

Quoiqu'on ne soumette plus aujourd'hui les malheureux typhoïdiques à la diète rigoureuse qui leur était infligée il y a une vingtaine d'années et même moins, quelques-uns de mes confrères auront éprouvé sans doute une certaine surprise, en voyant le peu de précautions que je semble prendre (je ne dirai pas l'absence complète de précautions) dans la

prescription des aliments. Ce n'est pas de propos délibéré que
je suis arrivé à cette pratique, et je sais trop combien j'ai eu
de peine à la conserver, même après que j'en ai bien compris
l'importance, pour que je veuille reprocher à d'autres un préjugé dont j'ai eu tant de mal à me défaire moi-même. C'est
l'observation seule qui m'y a conduit; car les vues théoriques
que j'avais puisées dans mon éducation médicale m'en
auraient toujours éloigné.

Voici comment j'ai été amené insensiblement, pour le bien
de mes malades et pour le mien, à modifier ma pratique à
cet égard :

Il existe une forme de fièvre rémittente palustre sur laquelle
ce n'est pas le lieu de s'appesantir ici, mais qui a beaucoup
embarrassé tous les médecins qui l'ont observée : c'est celle
qui s'accompagne d'une stupeur plus ou moins prononcée et
revêt, par le fait même de l'existence de ce symptôme, l'un
des principaux caractères de la fièvre typhoïde. A-t-on affaire,
dans ces cas, à une fièvre palustre à forme typhoïde, ou à
une fièvre typhoïde revêtant parfois au début, comme on en
voit dans tous les pays, le type intermittent, ou bien encore
à l'association de ces deux affections morbides? Cliniquement,
c'est-à-dire en se basant sur les seuls symptômes observés
au lit des malades, il n'est pas toujours facile ni même possible de répondre à ces questions en toute certitude.

J'ai acquis la conviction, pour ma part, de les avoir parfois
confondues, et cependant, lorsqu'il m'est arrivé de prendre
une vraie fièvre typhoïde, par exemple, pour une fièvre
rémittente à forme typhoïde et que j'alimentais le malade
comme on doit le faire sans crainte dans toutes les formes de
l'impaludisme, je n'avais jamais vu résulter le moindre inconvénient de ce mode d'alimentation que je n'aurais jamais osé
appliquer au traitement d'une fièvre typhoïde bien et dûment
constatée. Peu à peu, j'ai été ainsi conduit, presque à mon
insu et par la seule observation des faits, à considérer l'alimentation ordinaire non seulement comme inoffensive, mais
encore comme très utile au début de la vraie fièvre typhoïde,

à *la condition que celle-ci fût traitée par des doses assez fortes et prolongées de sulfate de quinine.*

Plus tard, après les recherches auxquelles je m'étais livré sur l'étude si utile des séries médicamenteuses, j'ai été confirmé dans cette conclusion pratique, lorsque j'ai vu prôner le même mode d'alimentation par les médecins qui, à l'exemple de Brand, traitaient la fièvre typhoïde par des bains froids. Lorsque enfin j'ai inauguré à mon tour le traitement par l'ergot de seigle, je devais être conduit par analogie à la même conclusion relative à l'innocuité de l'alimentation ordinaire dans les mêmes circonstances. Et cependant telle est la force des préjugés que je n'ai abordé franchement cette pratique salutaire que lorsque j'ai été, pour ainsi dire, vaincu par l'évidence.

Les deux premières fois que j'ai employé l'ergot de seigle, chez deux petites filles âgées l'une et l'autre de sept ans, la guérison a été si prompte (3 jours dans un cas et 5 jours dans l'autre) que j'ai cru avoir commis deux fois de suite la même erreur de diagnostic. Avec cette conviction, je ne pouvais pas refuser à mes deux petites malades de les laisser manger, lorsque je voyais chez elles un si prompt réveil de l'appétit : chez les deux, en effet, la santé s'est promptement rétablie, quoique aucune règle n'ait été prescrite dans le choix des aliments. — Dans un troisième cas que j'ai observé un peu plus tard, chez un garçon de huit ans, la période prodromique avait été si prolongée et les symptômes de la période d'invasion étaient si complets et si bien caractérisés (sauf les taches rosées lenticulaires cependant qui n'avaient pas encore eu le temps d'apparaître), que j'ai fait en moi-même cette réflexion que cette fois je ne m'y tromperais pas. Or, dès le troisième jour du traitement, l'enfant, très amélioré, me demandait instamment à manger, ce que je n'ai pas osé lui permettre de faire, et le quatrième jour, il était si bien et manifestait un si vif réveil de l'appétit que je ne voyais véritablement aucune raison pour ne pas lui accorder ce qu'il désirait. Cette fois encore, la guérison s'est effectuée rapidement et n'a été suivie ni du moindre malaise ni d'une menace quelconque de rechute. — Dans un quatrième cas enfin que j'ai publié[1], j'avais affaire à une forme des plus graves chez une jeune fille de 18 ans qui a fini par succomber, malgré l'administration de doses fortes et prolongées de seigle ergoté. Or, je suis fermement convaincu aujourd'hui que ce triste dénouement doit être attribué en partie à la parcimonie avec laquelle je lui administrais des aliments. Je lui laissais prendre ordinairement du bouillon et du lait, rarement quelques potages légers et jamais le moindre aliment solide. Quoique j'eusse été déjà témoin des trois cas précédents, quoique j'eusse appris par expérience l'innocuité, que j'ai rappelée plus haut, de l'alimentation ordinaire dans les cas de fièvre typhoïde traités par le sulfate de quinine et par l'eau froide, la force du préjugé était telle chez moi que je n'osais pas la prescrire dans un cas de cette gravité. Et je dois ajouter ici que c'est précisément le souvenir de ce cas malheureux qui a fortement contribué à me donner plus de hardiesse dans la suite.

Mais ce qui m'a surtout conduit à entrer résolument dans cette voie, c'est, si je puis ainsi dire, l'explication de l'innocuité de cette pratique que j'ai puisée un peu plus tard dans les données de physiologie pathologique auxquelles, je l'ai déjà dit, je me suis livré avec un soin minutieux depuis longues années et dont je ne puis que donner un court aperçu dans ce travail. Qu'est-ce qui fait le danger de l'alimentation avec le traitement expectant par exemple, pour ne pas parler d'autres traitements d'une efficacité douteuse ou même presque nulle dans les cas très graves? C'est que, le cœur gauche étant impuissant à pousser le sang dans les innombrables divisions du système aortique et par suite dans le système veineux de la grande circulation, le sang contenu dans la veine-porte ne trouve pas un débouché suffisant dans la veine-

1. *De la physiologie pathologique de la fièvre typhoïde et des indications thérapeutiques qui en dérivent*, p. 106, Paris, 1878.

cave inférieure et se trouve obligé de stagner dans tous les organes abdominaux et notamment dans la rate et dans l'intestin. D'une part, en effet, la pression du sang ayant diminué dans tout le système artériel qui correspond aux origines de la veine-porte, ce liquide se trouve faiblement poussé vers le tronc de cette veine par les artères coronaire stomachique, splénique et les deux mésentériques, et d'autre part, l'appel veineux que doit produire le cours normal du sang dans la veine-cave inférieure ne peut plus se faire sur les ramifications terminales de la veine-porte. Et enfin, cette dernière veine, affaiblie dans sa contractilité comme tout le reste du système musculaire, est impuissante à déterminer un courant énergique vers le foie. Sous l'influence de cette même stase sanguine par affaiblissement du cœur gauche, les follicules clos de l'intestin et les glandes de Peyer, qui ne sont elles-mêmes qu'une agglomération de follicules clos, s'hypertrophient et finissent par s'ulcérer; car la nutrition ne doit pas tarder à y subir une atteinte profonde. Or, que l'on vienne à verser dans le système-porte un surcroît de matériaux alibiles sans redonner aux moteurs principaux du sang, c'est-à-dire au cœur et aux muscles vasculaires, la force d'impulsion qui leur manque, et l'on ne réussira qu'à hâter le mouvement de désorganisation dont la paroi intestinale est déjà le siège par le fait même de l'action délétère du poison typhogène quel qu'il soit. Est-il étonnant dès lors que cette paroi, naturellement si mince, vienne à se perforer dans l'un des points où ce travail de destruction est le plus avancé?

Mais que, par un moyen quelconque, on réveille incessamment la tonicité affaiblie du cœur et des vaisseaux, que l'on rétablisse le cours normal du sang, pendant que l'on continue à alimenter le malade : les mêmes effets ne se produiront plus. Quoique produit artificiellement, le cours du sang s'effectue comme à l'état de santé; mais il ne se soutient qu'à la condition qu'on imprime à chaque instant une activité passagère au réservoir contractile qui le fait cheminer. C'est comme si, dans une horloge, le ressort principal qui met en jeu la marche des aiguilles venant à perdre de sa force, on était obligé d'imprimer de temps en temps quelques secousses à ce ressort, pour permettre aux aiguilles de toujours marquer l'heure à peu près exactement. La marche des aiguilles, dans le cas pathologique qui nous occupe, c'est la persistance de la vie par l'aide que l'on prête incessamment à l'un de ses rouages principaux, jusqu'à ce que le grand ressort, c'est-à-dire le cœur ou plutôt le système musculaire tout entier, ait eu le temps de puiser, par les procédés toujours lents de la nutrition, les matériaux nécessaires à sa rénovation. Qu'importe au passant qui veut connaître l'heure exacte, que l'aiguille qu'il suit des yeux sur le cadran, ne soit pas mise en mouvement par la seule impulsion du poids ou du ressort qui agit sur elle d'ordinaire, pourvu qu'il soit bien renseigné par le cadran, chaque fois qu'il le consulte? Qu'importe de même au malade atteint par le poison typhoïde que son cœur soit aidé ou non dans les fonctions importantes qui lui incombent, pourvu que ces fonctions s'exécutent à souhait, pourvu que chaque organe soit suffisamment nourri et qu'il reçoive sa part de chair coulante, pour me servir d'une expression de Bordeu?

Ces conditions nous prouvent que le maintien de la nutrition chez un typhoïdique n'est pas un acte aussi simple qu'il le paraît de prime abord. Ce n'est pas l'aliment brut qui répare nos forces, pas plus à l'état de maladie qu'à l'état de santé, c'est l'aliment élaboré, c'est le chyme transformé par les divers liquides du tube digestif, puis soumis à l'acte important de l'hématose, et celle-ci ne peut se faire que si le sang vient à affluer sans interruption vers le poumon. Aussi qu'arrive-t-il si on a le soin d'entretenir artificiellement le cours du sang chez un malade atteint de fièvre typhoïde? C'est que sa nutrition ne languit plus, les organes abdominaux, comme tous les organes d'ailleurs, se dégagent peu à peu de la stase sanguine qui en altérait le fonctionnement régulier. Le malade ne subit presque pas d'amaigrissement et arrive, pour ainsi dire, de plain-pied à l'état de santé, sans passer par toutes les péripéties d'une convalescence laborieuse, sans conserver sur sa physionomie les traces de la grave atteinte que vient de subir son organisme. Je rappellerai à cet égard le cas si remarquable que j'ai consigné dans la quatrième observation de ma note à l'Académie[1]. D'un autre côté, les plaques de Peyer, engorgées, loin d'aboutir à leur phase d'ulcération habituelle, ne doivent pas tarder à se réparer; car un des premiers effets de la médication par l'ergot de seigle consiste dans *la diminution et la disparition rapide de la douleur à la pression dans la fosse iliaque droite*. Quel inconvénient pourrait-il y avoir dès lors à soumettre un de ces malades aux conditions de l'alimentation ordinaire, si on le fait au début de la période d'invasion, alors que les plaques de Peyer n'ont pas encore eu le temps de s'ulcérer? Mais si le traitement, pour une raison ou pour une autre, est institué beaucoup plus tard, alors que cette altération a déjà pu se produire, il me paraît prudent de ne pas administrer d'emblée des aliments solides et de se borner à prescrire, pendant plusieurs jours, des bouillons, des potages, du lait et du vin, selon le désir et l'appétence du malade, pour arriver progressivement à l'usage d'aliments plus consistants et plus copieux. Ce que je puis affirmer, c'est que cette pratique m'a constamment donné les meilleurs résultats.

L'inspection de la figure ci-dessus (p. 21) facilite l'éclaircissement des détails qui précèdent sur le rôle salutaire ou défavorable que l'alimentation peut jouer, suivant les cas, dans le traitement de la fièvre typhoïde. Mais, auparavant, il me paraît utile de rappeler en quelques mots les principales modifications que le travail de la digestion, à l'état normal, doit nécessairement imprimer à la circulation en général et à la circulation abdominale en particulier.

Si l'on se borne à envisager ce qui se passe du côté des branches afférentes et efférente de la veine-porte, en laissant

1. Séance du 12 septembre 1882, p. 1021.

de côté les chylifères qui se comportent, d'ailleurs avec leurs séries de ganglions, à la façon de véritables systèmes-porte superposés, on voit que l'absorption du chyme à la suite de l'élaboration plus ou moins complète des aliments, se fait surtout par les radicules de la veine coronaire stomachique *v. c. s.* et en partie par celles des deux veines mésentériques et notamment de la supérieure *v. m. s.,* que nous avons seule représentée sur cette figure schématique.

Au fur et à mesure qu'ils sont puisés par ces diverses radicules, sur tout le trajet du tube digestif, les matériaux alibiles se mêlent au sang contenu dans le tronc de la veine-porte *v. p.* Or, comme celle-ci se trouve dépourvue de valvules et partout limitée, à son origine comme à sa terminaison, par des vaisseaux de plus en plus déliés aboutissant eux-mêmes à des capillaires, ce sang et ce chyme mélangés doivent non seulement distendre la veine-porte elle-même, mais encore se répandre par la veine splénique *v. s.* jusque dans le tissu de la rate, lequel sert ainsi de véritable *diverticulum* au liquide qui peut être contenu en excès dans tout le système-porte, pendant le travail de la digestion[1]. Telle est la raison pour laquelle la rate augmente de volume après les repas ou après les simples ingestions de boissons abondantes.

Mais une fois arrivée à une certaine limite, cette distension doit contribuer puissamment à la progression du sang. Or, dans quel sens celle-ci pourra-t-elle s'effectuer? Si la contractilité de la veine-porte était seule en jeu, il semblerait qu'il dût finalement s'établir deux courants en sens inverse, l'un du côté du foie ou de la terminaison de la veine-porte, et l'autre du côté de l'estomac, de la rate et de l'intestin, c'est-à-dire vers l'origine de cette même veine. Mais, si l'on veut bien réfléchir que cette origine correspond à un courant relativement assez fort, indiqué par la flèche F, lequel est dû à la pression aortique et se transmet au tronc cœliaque,

1. Voy. *Traité d'anatomie descriptive,* 1re édition, par M. Sappey, t. III, p. 317.

tandis que le courant existant dans la veine-cave inférieure, au niveau de l'abouchement des veines sus-hépatiques *v. s. h.* est beaucoup plus faible que le précédent, on voit qu'un courant non interrompu, quoique sans doute peu rapide, doit s'établir, pendant tout le cours de la digestion, des branches d'origine vers les branches terminales de la veine-porte. C'est là ce que démontre, en effet, l'expérience si concluante dont parle Beau dans son remarquable mémoire sur la physiologie et la pathologie de l'appareil spléno-hépatique[1], expérience dans laquelle on *produit le gonflement très apparent de la rate, sur un animal vivant, en comprimant le tronc de la veine-porte avec les doigts ou une pince.* Quant à la rate, en se contractant, elle ne peut que contribuer à favoriser dans le même sens le mouvement de progression du liquide sanguin, et elle remplit aussi, suivant notre savant et regretté maître, « à l'origine du « système-porte, l'office d'un véritable cœur à impulsion continue[2] ».

Si l'on envisage enfin, dans son ensemble, cette réplétion du système-porte, qui doit être assez considérable, même après un repas très ordinaire, on voit qu'elle finit par constituer une véritable érection des organes digestifs, et qu'aux deux extrémités de ce système doit s'effectuer une pression plus ou moins forte, laquelle peut, jusqu'à un certain point, sinon briser du moins affaiblir tant le courant artériel que le courant veineux de la grande circulation. On voit, d'autre part, que c'est la petite circulation ou la circulation pulmonaire qui reçoit directement le courant sanguin de la veine-porte.

Il suit de là : 1° que la pression sanguine doit devenir plus forte, non seulement dans toute la petite circulation, c'est-à-dire dans les poumons, mais encore dans les artères qui naissent au-dessus du tronc cœliaque et en particulier dans les artères carotides et vertébrales, qui portent le sang à la face et au cerveau; 2° qu'elle diminue au contraire dans les

1. Voy. *Archives générales de médecine,* t. XXV, 1851, p. 170.
2. *Loc. cit.,* p. 174.

artères qui naissent au-dessous du tronc cœliaque et de l'artère mésentérique supérieure, et notamment dans l'artère rénale *a. r.*. — Ce double résultat nous explique comment la face devient souvent plus animée, après les repas même pris sans excès, et comment en même temps les extrémités inférieures deviennent plus fraîches et même froides, tandis que la sécrétion urinaire diminue, pour ne devenir abondante que plus tard. Quoiqu'il soit d'observation vulgaire, ce dernier fait est démontré par les expériences précises d'Érichsen[1], d'après lesquelles on voit le ferrocyanure de potassium apparaître d'autant plus tardivement dans les urines d'un animal que celui-ci est plus près de l'heure de son dernier repas, et *vice versa* (au bout de seize minutes, lorsqu'on le donne vingt-quatre minutes après le repas, et au bout de deux minutes et une minute lorsqu'on l'a donné à l'animal deux cent quarante ou six cent soixante minutes après le repas). Cette poussée énergique du sang dans la veine-porte nous fait voir encore, ce que l'expérience confirme d'ailleurs, que le travail de la digestion doit fréquemment donner lieu à la production de congestions pulmonaires et cérébrales chez les sujets prédisposés. Il est facile de comprendre enfin que le courant veineux abdominal soit favorisé dans le *décubitus latéral droit*, position que tant de personnes sont obligées de prendre pendant le sommeil et dans laquelle la pesanteur agit dans le même sens que le courant sanguin lui-même.

Les détails qui précèdent ne sont peut-être pas entièrement inutiles pour nous permettre de comprendre et d'exposer très brièvement les phénomènes qui se passent dans le système-porte pendant la fièvre typhoïde, et qui doivent varier, et varient en effet considérablement, suivant le traitement employé.

Supposons qu'on se livre à l'expectation pure et simple ou,

1. Voy. *Traité élémentaire de physiologie humaine*, par M. le professeur J. Béclard; Paris, 1855, Labé éditeur; p. 229.

en d'autres termes, à l'absence complète de traitement actif.
Qu'arrivera-t-il dans ce cas? La pression artérielle étant
diminuée dans le réservoir aortique, le courant sanguin dont
j'ai parlé ne s'établira que faiblement, de l'origine à la terminaison de la veine-porte. Dès lors, les liquides ou autres
aliments, une fois absorbés, séjourneront en très grande partie dans le système veineux abdominal, où ils produiront la
diarrhée, le gonflement de la rate et beaucoup d'autres phénomènes morbides sur lesquels je n'ai pas à m'appesantir ici.
Que l'on soumette, dans ces conditions, les malades à une alimentation relativement assez abondante, et l'effet en sera
désastreux, car le système-porte s'engorgera de plus en plus,
sans pouvoir se débarrasser du sang, d'ailleurs impropre à la
nutrition, qu'il recevra en excès après chaque repas. C'est là,
d'ailleurs, ce que la pratique de tous les médecins a déjà
pleinement confirmé.

Supposons, au contraire, que par un moyen quelconque,
l'on vienne à activer incessamment la circulation générale :
un courant sanguin non interrompu s'établira dans la veine-
porte, dans les mêmes conditions où il s'effectue à l'état
normal. Dans ce cas, non seulement une alimentation régu-
lière sera bien tolérée, mais encore elle sera des plus
salutaires, en ce que le sang de récente formation, c'est-à-
dire le sang provenant de la veine porte et du foie, ira se
vivifier au poumon, et en ce que la nutrition dès lors con-
tinuera à se faire comme à l'état de santé. C'est là, en effet,
ce que j'ai observé dans les cas déjà assez nombreux où j'ai
eu recours, à une période plus ou moins avancée de la maladie, à la médication par la quinine et surtout à celle par le
seigle ergoté : c'est là également ce qu'ont observé de leur
côté les partisans du traitement par l'eau froide selon la
méthode de Brand. Ce qui m'a le plus frappé, dans *les cas de
moyenne gravité et même graves*, c'est *la diminution rapide de
la diarrhée*, à la suite de l'administration de quelques doses
de seigle ergoté; mais il n'en est pas de même dans certains
cas *très graves*, où j'ai vu *une diarrhée abondante et des sueurs*

profuses persister pendant plusieurs jours, ce qui n'empêche nullement les phénomènes graves concomitants, ataxiques ou autres, de diminuer peu à peu et même de disparaître le plus souvent.

Après les longs développements dans lesquels j'ai été entraîné par cette importante question de thérapeutique, on peut voir que l'ergot de seigle n'est pas le seul médicament qui convienne au traitement de la fièvre typhoïde. On pourrait m'objecter, dès lors, pourquoi je l'emploie de préférence à tel ou tel autre des agents que j'ai passés en revue et dont j'admets l'efficacité, loin de la repousser. Il est essentiellement utile sans doute pour le thérapeutiste de connaître toutes les ressources médicamenteuses ou autres dont il peut disposer dans un cas donné, et il pourra arriver bien des fois qu'un médecin habitué à manier tel ou tel agent en obtienne de meilleurs résultats que de tout autre agent peut être plus efficace dont il n'aurait pas appris à se servir. — Mais la médecine pratique, celle qu'on applique chaque jour au lit des malades, celle-là a bien d'autres exigences que la science thérapeutique pure. On donnera toujours la préférence aux agents peu coûteux, inoffensifs, faciles non seulement à administrer mais encore à graduer, toutes conditions acceptées aisément par les malades et qui permettent de modifier les doses à volonté suivant les aptitudes si variables des différents sujets. Or, abstraction faite de la valeur déjà très grande du médicament, toutes ces conditions, accessoires au point de vue scientifique, mais très importantes au point de vue pratique, sont admirablement remplies par l'ergot de seigle. Mais j'insiste de nouveau sur ce point: c'est qu'il faut préalablement examiner ce dernier en grains, avant qu'ils soient pulvérisés, et *s'assurer que ceux-ci n'ont subi aucune altération*. Mieux vaudrait recourir à tout autre agent, à la quinine, à l'eau froide, à la créosote ou à l'acide phénique, plutôt que de s'exposer à faire prendre au malade un agent thérapeutique dérisoire, c'est-à-dire du seigle ergoté de mauvaise qualité.

Pour bien démontrer par un exemple l'importance que mérite le choix d'un médicament de bonne qualité, je dirai que j'ai reçu il y a près de trois mois une lettre de l'un des médecins les plus distingués de la province, M. Lardier, de Rambervillers, lequel me demandait s'il ne pourrait pas, sans inconvénient, substituer l'ergotine à l'ergot de seigle dans le traitement de la fièvre typhoïde. Car il avait eu, me disait-il avec ce dernier remède, à côté de *succès éclatants, de grandes déceptions;* ce sont les expressions dont se servait mon très honoré confrère, qui attribuait, avec raison selon moi, cette incertitude d'effet à la qualité variable du seigle ergoté qui avait dû être employé dans tous ces cas. Je lui ai répondu que, n'ayant jamais fait usage de l'ergotine, je l'engageais à donner la préférence à l'ergot de seigle, dont l'expérience m'avait appris les bons effets, mais en ayant la précaution de vérifier toujours par lui-même l'état de ce médicament en grains, avant de le prescrire à ses malades; je lui adressais en même temps par la poste une petite quantité de seigle de très bonne quantité. — Or, en se livrant quelques jours plus tard à cette vérification, M. Lardier a trouvé de l'ergot de seigle plus ou moins altéré chez les trois pharmaciens de sa localité.

Quant aux résultats qu'il avait obtenus de cette médication depuis plusieurs années, notre distingué confrère les a publiés récemment dans un travail plein d'intérêt[1]. Je me borne à en extraire la conclusion suivante, qui résume la pensée de l'auteur :

Aussi, dit-il, si j'en crois les observations que j'ai prises et les conclusions que j'en dois tirer légitimement, dirai-je que, *dans le traitement de la fièvre typhoïde, l'ergot de seigle est une médication puissante, et dont je me plais à reconnaître les bienfaisants effets.*

1. De l'emploi de l'ergot de seigle et de ses dérivés dans le Traitement de la fièvre typhoïde et du contrôle à exercer sur la bonne qualité de ce médicament. Résumé de 73 observations, dans *Gazette hebdomadaire de médecine et de chirurgie*, nos des 22 décembre 1882 et 5 janvier 1883.

Que l'on veuille bien maintenant examiner, pour chacun des agents employés contre cette maladie, les diverses conditions extrinsèques dont je viens de parler, et l'on verra bien vite que le choix de la meilleure substance à administrer n'est pas toujours une pure affaire de caprice. *La quinine,* par exemple, dont je puis dire que j'ai une longue pratique, n'agit sûrement qu'en potion et encore reste-elle absolument impuissante dans les cas très graves, même à de fortes doses, comme cela résulte des expériences de Briquet, des miennes propres et de celles plus nombreuses que l'on a renouvelées tout récemment dans les hôpitaux de Paris, ce que ne démontre que trop la table des mortalités hebdomadaires. De plus, elle a *une action lente,* ce qui la fait repousser des impatients; elle a une amertume *excessive,* ce qui la fait accepter difficilement par les enfants et par beaucoup d'autres malades; elle est *d'un prix élevé,* ce qui la rend inaccessible aux classes pauvres. *L'ergot de seigle de bonne qualité,* au contraire, a une action prompte, même dans les cas très graves, ce qui permet d'affirmer, en général, s'il reste absolument sans effet, au bout de peu de jours, ou qu'il est altéré, ou que l'on a commis une erreur de diagnostic qu'il s'agit de redresser. En outre, il est d'une administration des plus faciles et par là même accepté par les malades le plus récalcitrants, et rien n'est plus aisé que d'en varier les doses, suivant les effets obtenus; il est enfin, au moins jusqu'à ce jour, accessible à toutes les bourses.

Je ne crois pas qu'il soit possible, après tant de témoignages autorisés, de contester l'efficacité des *bains froids;* mais il faut reconnaître que l'application en est hérissée des plus grandes difficultés dans la pratique, qu'elle exige en outre une surveillance incessante, et qu'elle expose à des dangers de refroidissements brusques qui peuvent amener et amènent parfois des accidents de congestion pulmonaire. Quant à *la diète hydrique* de M. Luton, je me suis expliqué précédemment sur les difficultés qu'elle présente comme méthode d'application exclusive, et je n'ai pas besoin d'y insister de nouveau.

Pour ce qui concerne l'*acide phénique* que je n'ai pas employé, mais dont les bons effets me sont connus par la lecture de nombreuses observations et notamment de celles de notre très habile confrère M. Desplats, il est difficile à administrer par la bouche et ne peut guère être donné qu'en lavements. Or, dans ces conditions, il est presque impossible de connaître la quantité absorbée par le malade, une partie du médicament pouvant être rejetée par les garde-robes fréquentes qui constituent l'un des principaux symptômes de la maladie. Il peut donc se faire qu'avec un lavement faible, l'absorption réelle soit un jour plus complète qu'elle ne l'est un autre jour avec une solution plus concentrée : incertitude qui doit nuire à une saine appréciation thérapeutique ainsi qu'à la détermination pourtant très nécessaire des doses variables à prescrire chaque jour.

Comme je n'ai aucune expérience personnelle sur l'emploi des *préparations salicylées,* je ne puis rien dire du degré d'efficacité qu'elles possèdent eu égard à celle de l'ergot de seigle. Il y aurait donc nécessité, pour ceux qui croient pouvoir en faire ressortir la valeur thérapeutique, de les soumettre à l'épreuve exclusive des cas très graves, par comparaison avec chacun des autres agents d'une utilité reconnue.

Telles sont les raisons pour lesquelles l'ergot de seigle me paraît devoir mériter la préférence dans le traitement de la fièvre typhoïde. Cela ne doit nullement empêcher tous ceux qui s'intéressent aux progrès de notre art de rêver, pour les malheureux qui en sont atteints, de chercher et de trouver s'il se peut quelque autre agent thérapeutique encore supérieur à celui-là. Car on ne peut se déclarer satisfait que lorsqu'on guérit sûrement tous ses malades, et je suis bien forcé de reconnaître que le meilleur seigle ergoté ne possède pas encore ce merveilleux pouvoir magique.

Mais, je ne crains pas de dire en terminant, et je le dis avec cette froide conviction qui repose sur l'observation et sur l'étude qu'en s'attachant à suivre *scrupuleusement* toutes les indications que j'ai données, tant sur le mode d'alimentation que sur l'emploi méthodique de ce médicament, indications qui m'ont été révélées par une expérience déjà longue, non seulement on se rendra utile à la plupart des malades, même très gravement atteints de fièvre typhoïde, mais encore on assistera parfois à de véritables résurrections. Ici, pas de surprises à redouter, comme dans le traitement des fièvres pernicieuses, par exemple. La conduite thérapeutique est des plus simples et n'exige que de la vigilance et des soins comme en peut dicter la *prudence* la plus vulgaire au plus humble des praticiens. Mais il faut entendre par ce *mot* la décision de l'homme qui sait prendre son parti à temps et qui a mûrement réfléchi avant d'agir, et non cette prudence homicide qui touche à la pusillanimité et finit par laisser périr les gens qu'on a le devoir de sauver et qu'on ne doit pas seulement faire mine d'assister. *Occidit qui non servat.* Je dirai donc, avec mon excellent et très distingué confrère M. Guichard, qu'entre les mains de tous, ce médicament employé avec discernement et avec suite « *peut rendre à la santé et à la vie des milliers d'êtres humains* ».

Au moment où je termine ce travail, je reçois de mes honorables confrères MM. Lardier et Guichard[1] deux observations des plus remarquables que je ne veux pas affaiblir par le moindre commentaire et desquelles ressort, avec la plus parfaite évidence, l'efficacité vraiment surprenante de l'ergot de seigle dans le traitement de la fièvre typhoïde. Je ne saurais donc mieux faire que d'en donner ici la relation intégrale, telle que me l'ont adressée ces médecins distingués :

1. Cette coopération m'est d'autant plus précieuse qu'elle a été entièrement spontanée de la part de MM. Guichard et Lardier, auxquels elle a été uniquement inspirée par le désir bien naturel de contribuer à la propagation de ce qu'ils considèrent avec moi comme une pratique salutaire. Je crois devoir ajouter que je n'ai l'honneur d'être connu personnellement, ce que je regrette beaucoup pour ma part, ni de l'un ni de l'autre de ces honorables confrères.

OBSERVATIONS

Observation de M. Lardier. — Fièvre typhoïde à forme céré-
brale. — Manifestations ataxiques. — Action intense et tolérance remarquable de l'ergot de seigle.

Le jeune L..., âgé de 20 ans, voyageur de commerce, venait de
rentrer de voyage, après s'être arrêté une dernière fois à Dijon. Ce
jeune homme, fortement constitué, avait été atteint en voyage d'une
blennorrhagie, que le docteur P..., de Nancy, avait traitée par cor-
respondance.

De retour à Rambervillers, ce malade m'avait fait demander, car
il n'était pas absolument guéri de son affection vénérienne. De plus,
à la suite des dernières fatigues subies, les symptômes d'une orchite
blennorrhagique s'étaient déclarés, orchite que je traitai aussitôt et
victorieusement en trois jours, par le badigeonnage phéniqué de
Diday.

Cependant l'impression morale qu'occasionnent d'habitude les
affections vénériennes avait été profonde chez ce jeune homme. Le
découragement était considérable, et les parents, au courant de sa
petite maladie, accusaient leur fils de prendre la chose trop au
sérieux.

L'appétit était absolument nul et le malade maigrissait.

A la date du 20 mars 1883, je commençai à remarquer quelques
symptômes anormaux dans l'état du jeune L... La peau de la face
était violacée, le pouls montait à 100 le soir. Il existait de la *surdité*.
L'exploration de l'abdomen me prouvait qu'il existait une *douleur
manifeste dans la fosse iliaque dro'te.* Il n'y avait ni météorisme, ni
hémorrhagie, ni épistaxis, ni taches rosées. Dans la poitrine,

quelques râles se faisaient entendre, j'observais un peu de toux, mais ces manifestations étaient insignifiantes.

Le 23 mars, mon diagnostic était nettement posé; j'étais en présence d'une fièvre typhoïde dont les caractères principaux étaient déjà bien dessinés. — Je formulai une potion contenant 3 grammes d'ergotine Bonjean et 4 grammes d'extrait de kina. C'est à peine si le malade en a pris quatre ou cinq cuillerées dans la journée.

Par contre, les manifestations de la fièvre typhoïde n'ont pas tardé à devenir de plus en plus évidents. C'est du côté du cerveau que se sont développés les symptômes morbides. La journée et la nuit du 23 se sont passés dans un *délire continuel*.

Le 24, dans la matinée, quelques cuillerées de la potion sont encore absorbées. — Délire persistant. P. 115; T. 39°,05. — Le malade demande à boire de l'eau fraîche d'une façon continue. — Le visage est cyanosé, la peau est chaude, sèche. — *Selles* horriblement *fétides*.

Le 24 au soir, la situation me paraissait fort grave, et je crois devoir faire part de mes inquiétudes aux parents. A 8 heures du soir, le *pouls* marque **128**; T. 40°. A partir de ce moment, je traite exclusivement ce cas de fièvre typhoïde par l'ergot de seigle et j'ordonne 3 grammes d'ergot en 3 paquets, à prendre un à 9 heures du soir, un autre à 3 heures du matin, le troisième à 9 heures du matin. — Je ne dois pas oublier de mentionner que je m'étais préalablement assuré de la bonne qualité du médicament.

25 mars. Le délire a persisté toute la nuit, mais le malade a bien absorbé ses paquets et n'a pas eu la moindre envie de vomir.

Le 25, *à 6 heures du matin, le pouls est à* 84; T. 38°. La peau est moite, et le malade répond un peu à mes questions. Apparition de taches rosées sur l'abdomen, à la base de la poitrine et à la partie supérieure des cuisses; je recommande de ne pas donner le paquet de 1 gramme d'ergot avant midi.

Le 25 au soir, P. 96. T; 30°,5. Devant l'amélioration notable obtenue avec ces premières doses d'ergot de seigle, j'engage à discontinuer l'administration du médicament jusqu'au lendemain à mon arrivée, à moins que le délire ne soit trop violent. Dans la première partie de la nuit, le délire a été assez intense, et *à minuit le père du malade lui a fait avaler un gramme d'ergot. A partir de cette heure, le délire a cessé brusquement* après l'administration du médicament, et le malade a assez bien dormi pendant le restant de la nuit.

Le 26, à 8 heures du matin. — Un verre d'eau d'Hunyadi.

A 11 heures. Le malade n'a pas pris d'ergot depuis la nuit. Les parents le trouvent notablement amélioré, et il répond parfaitement à mes questions, quoique avec un peu de lenteur. P. 96; T. 38°,8.

4.

Je remarque et fais remarquer à l'entourage *les soubresauts des tendons, les mouvements ataxiques de la main et des doigts*. Quoiqu'il y ait plus de vivacité intellectuelle, je trouve le malade en moins bon état que la veille, et j'en attribue la cause à l'insuffisance de la dose d'ergot administrée.

Je prescris pour la journée 3gr,50 du médicament. Je dois ajouter que la soif aujourd'hui est beaucoup moins vive. La langue n'est plus sèche, rouge et rôtie, comme les jours précédents, et, loin d'éprouver la moindre envie de vomir, le malade a demandé ce matin du lait et l'a bu avec une avidité et un plaisir manifestes.

Les 27, 28, 29 et 30 mars, la dose d'ergot est maintenue à 3gr,50 par jour et le pouls oscille outre 90 et 96 ; la température entre 38° et 38°,8 — *Malgré cette dose quotidienne de 3gr,50, les fonctions digestives ne sont pas gênées, l'appétit semble même réveillé*, et la mère a commis, le 29, cédant aux pressantes sollicitations de son fils, l'imprudence de lui permettre d'avaler une grande tasse de chocolat, qui du reste a été fort bien supportée. Cependant les mouvements nerveux désordonnés et ataxiques, dont j'ai déjà parlé, persistaient encore et m'engagèrent à pousser la dose d'ergot de seigle à 4 grammes. *Après deux jours ces mouvements déréglés ont pour ainsi dire disparu ;* le délire est beaucoup moins intense, les deux dernières nuits ont même été fort bonnes, et les parents de ce jeune malade, qui le trouvent fort amélioré, ne doutent pour ainsi dire plus de sa guérison.

C'est cette amélioration même qui diminue l'assiduité des gardes-malades et produit un relâchement dans les soins dont le jeune L... est l'objet.

2 avril. Depuis le 31 mars, le pouls a oscillé entre 104 et 110. Il n'a plus été au-dessous de 100.

Malgré la sommolence continue, dont il est cependant facile de tirer le malade, l'état général n'est pas mauvais. Il n'existe plus de soubresauts des tendons, ni de cauchemars pendant la nuit ; le malade prend volontiers du lait et du bouillon. Il reste un peu de toux. P. 116 ; T. 39°. — Traitement : 4gr,50 d'ergot de seigle, que j'ai bien du mal à faire donner régulièrement, quoique, depuis le début de la maladie, le médicament n'ait jamais produit la moindre révolte de l'estomac.

6 avril. Sommolence continue ou à peu près. Cependant on ne constate aucun symptôme grave.

Tout l'entourage prétend que le malade va beaucoup mieux et que les nuits sont excellentes. Le pouls néanmoins marque au matin **124** et la *température* atteint **39°,2**.

8 *avril*. Depuis 48 heures, par suite de circonstances imprévues, je

n'ai pu voir mon intéressant malade. Pendant cette période, les parents, qui le trouvaient fort bien, se sont bien gardés de lui faire avaler quelques paquets d'ergot. Le 8 avril, à 7 heures du matin, au milieu d'un état général qui semblait fort amélioré, je trouve le *pouls* monté à **152**, *la température* à **41°,2**. J'étais stupéfait, et je n'ai pas dû cacher à la famille quelles étaient mes inquiétudes, un pouls de 150 et une température dépassant 40° indiquant toujours un état grave. Je reviens immédiatement à l'ergot de seigle, 0^{gr},50 *chaque trois heures*. Le soir, à 9 heures, je revois le malade qui vient d'absorber le quatrième paquet, soit 2 grammes. *Le pouls est redescendu à* 104. L'espoir renaissait au milieu de nous tous. La température ne dépassait plus 39°. Je fis néanmoins continuer l'ergot chaque trois heures.

Le 9 avril, à 10 heures du matin, le *pouls* est *à* 90° *T.* 38 ; la nuit a été très bonne et je n'ai constaté aucun signe d'ergotisme. Je fais continuer le même traitement à la même dose, *soit 4 grammes,* et avec la même rigueur que le jour précédent. Les parents, que l'épouvante a rendus dociles, suivent plus scrupuleusement mes ordres et le malade est le premier à en bénéficier.

10 avril au matin, T. 38°,7 ; P. 92. Le malade a eu pendant la nuit des *sueurs profuses*, qui ont nécessité plusieurs fois un changement de chemise. Appétit peu marqué. Les doses d'ergot sont diminuées de 1^{gr},50 par jour.

11 avril au matin, T. 39°,3 ; P. 114. J'ordonne à nouveau 0^{gr},65 toutes les quatre heures, soit 3^{gr},90 de médicament pour les vingt-quatre heures.

12 avril matin. P 96 ; T. 38°,9. Le médicament est continué à des doses variant entre 3 et 4 grammes pendant quelques jours encore, au bout desquels *la convalescence s'établit franchement*. Les transpirations sont presque continues ; la langue se dépouille ; l'appétit renaît, impérieux ; la gaieté et le sommeil me prouvent que le malade fait chaque jour un pas vers la guérison. Vin de quinium.

Le jeune L..., affaibli, maigri, fait sa première sortie le 22 avril.

A la date du 29 avril, une douleur vive et un empâtement de la région brachiale inférieure droite me font craindre le développement d'une périostite.

Observation de M. Guichard. — Le 29 mars 1883, je fus appelé à donner mes soins à Mme G. ., demeurant à la Magdeleine, canton de Segonzac (Charente). Cette femme, âgée d'une trentaine d'années, d'une santé délicate, ne se livre d'ordinaire à aucun travail pénible ; elle vaque uniquement à ses occupations de ménage.

Notre malade, qui venait de donner des soins assidus à sa mère atteinte d'une fièvre typhoïde légère, avait déjà ressenti elle-même, bien avant ma première visite, divers troubles prodromiques sur lesquels je ne crois pas devoir insister, tant les caractères d'une fièvre typhoïde des plus graves se sont nettement dessinés dans la suite. C'est ainsi qu'à la date ci-dessus indiquée, elle se plaignait d'une céphalalgie tellement violente que la douleur lui arrachait parfois des cris : cette céphalalgie intense qui durait déjà depuis plusieurs jours n'avait revêtu cette acuité qu'au moment où la fièvre avait commencé à se déclarer. La face était rouge, congestionnée, les yeux larmoyants, et la température constatée sous l'aisselle, le même jour (29 mars), s'élevait à 40 degrés. Il y avait de la constipation, et, à la palpation du ventre, on constatait dans la fosse iliaque droite un léger gargouillement. *Je fis prendre à ma malade un léger purgatif et lui prescrivis des pilules antinévralgiques, ainsi que des applications sur le sommet de la tête de compresses imbibées d'eau sédative.*

Ayant revu la malade le 31 mars, j'apprends qu'elle était devenue plus calme depuis la veille, la céphalalgie ayant notablement diminué ; mais il lui restait de la lourdeur de tête et des étourdissements. Néanmoins, les symptômes de fièvre typhoïde et notamment la stupeur n'avaient fait que s'accentuer. La diarrhée, qui était survenue après la purgation, persistait encore au moment de ma visite : la fièvre était toujours vive et la température s'élevait encore à 40 degrés. *Je prescrivis des paquets de 50 centigrammes de seigle ergoté avec une égale quantité de sucre, à prendre un demi-paquet le matin et un demi-paquet le soir.*

Après quelques jours de ce traitement, comme je n'observais aucun changement notable qui pût lui être attribué et que tous les symptômes de la fièvre typhoïde paraissaient au contraire s'aggraver, je me décidai à porter la dose *à 1 gramme par jour,* et je parvins ainsi à obtenir quelques légers abaissements de la température, oscillant entre 39 et 40 degrés, sans pouvoir m'opposer aux exacerbations vespérales qui restaient toujours aussi élevées. Les signes de la fièvre, tout en s'aggravant, comme je viens de le dire, ne tardèrent pas à se compléter, et je vis apparaître successivement les taches rosées lenticulaires, des râles humides de bronchite, une surdité persistante, des fuliginosités de la langue et des dents, et, par intervalles, un délire plus ou moins intense.

Mais, vers le 14 avril, la scène a tout à coup changé et la maladie a revêtu un caractère des plus graves, par l'invasion soudaine d'une broncho-pneumonie, envahissant rapidement une grande étendue des deux poumons. Tout en continuant l'emploi du seigle ergoté à la dose *de 1 gramme par jour,* j'appliquai des vésicatoires et prescrivis des potions kermétisées. Mais, en dépit de tous mes efforts, la gravité ne fit que s'accroître de jour en jour, et il vint un moment où je ne pus pas constater dans un seul point des poumons le murmure vésiculaire normal. On entendait partout un mélange de râles ronflants, sibilants et sous-crépitants fins : aux deux bases pulmonaires et en arrière, on entendait également du souffle tubaire indiquant une congestion passive en ces points. La température restait toujours élevée et ne venait jamais au-dessous de 40 degrés, malgré l'action de l'ergot qui se faisait néanmoins sentir, après chaque prise du médicament. Avec cela, une fétidité extrême des garde-robes, que je combattais avec les lavements auxquels je faisais ajouter tantôt du salicol, tantôt du chlorate de potasse et de la glycérine. En même temps, le délire était presque continu, l'état général empirait de moment en moment, et enfin, vers le 18 avril, j'aperçus aux fesses et sur la région sacrée, trois ou quatre plaques de gangrène et une à la partie postérieure de l'épaule gauche. Je recommandai de badigeonner toutes ces escarres avec du collodion iodoformé et de faire placer un coussin à air sous le siège de la malade.

Jugeant la situation de cette dernière comme extrêmement grave, je prévins la famille, qui partageait du reste toutes mes appréhensions, que *le cas était presque désespéré*. Comme j'avais déjà été plusieurs fois témoin des merveilleux effets de l'ergot de seigle, dans d'autres cas d'une excessive gravité, je me demandai si le médicament administré à notre malade était réellement de bonne qualité. J'examinai donc le seigle ergoté du pharmacien qui l'avait fourni et pulvérisé, et il me sembla qu'au milieu de grains parfaitement sains, il y en avait quelques autres qui avaient subi un commencement d'altération. Quoi qu'il en soit, comme je ne voulais pas, dans un cas de cette extrême gravité, conserver le moindre doute sur l'excellente qualité du remède dont je me proposais de continuer l'emploi, je recommandai expressément de se servir d'une variété d'ergot de seigle que j'avais déjà employée avec succès chez divers malades et dont le grain était petit, mais très sain. *Je prescrivis des paquets de 1 gramme*, en priant le mari de la malade d'administrer un quart du paquet toutes les heures, jusqu'à un *maximum de 2 grammes dans la journée*, maximum qu'on n'atteindrait d'ailleurs que si cela était nécessaire. J'ajoutai qu'un abaissement appréciable de la température du corps lui indiquerait le moment où il devait en suspendre l'emploi.

Or, la dose n'a dû être portée qu'à 1^{gr},50, et je dois dire que l'action de la poudre de ce petit seigle ergoté fut *merveilleuse*. *Dès le premier jour de son emploi, la température s'abaissa et on put constater un mieux sensible*. Le lendemain et les jours suivants où la même dose quotidienne fut administrée, l'amélioration générale se poursuivit, le souffle tubaire ainsi que les râles pulmonaires diminuèrent peu à peu et finirent par disparaître au bout de quelques jours. Les plaques gangreneuses elles-mêmes se cicatrisèrent promptement, et à la chute des escarres qui est arrivée peu de jours après l'amélioration de l'état général, on apercevait une plaque bourgeonnante de très bonne nature.

Je crois inutile de rapporter ici, jour par jour, les changements qui se sont opérés chez notre malade, jusqu'à son entière guérison. Je me bornerai à signaler les particularités qui me paraissent réellement dignes d'intérêt.

Ce qui m'a le plus frappé dans les visites quotidiennes que j'ai faites à notre malade, c'est *qu'on abaissait à volonté la température du corps,* par les prises du dernier seigle ergoté, ce dont je me suis assuré en appliquant chaque jour le thermomètre sous l'aisselle. C'est ainsi que j'ai noté une décroissance graduelle de cette température, sans que j'aie été obligé cependant de dépasser la dose quotidienne de 1^{gr},50. Or, un jour *qu'elle était descendue à* 37 *degrés,* je suspendis à dessein l'emploi du médicament, et, dès le lendemain, je constatai *une élévation de plus de 1 degré.* Je dois ajouter qu'à mesure que la température du corps baissait, tous les autres symptômes s'amendaient et perdaient de leur intensité, en proportion du degré d'abaissement observé.

Le 5 mai, la guérison de la maladie a été définitive.

Ce cas de guérison si extraordinaire a émerveillé la famille et toutes les personnes qui avaient vu la malade au moment où son état paraissait désespéré. Je ne l'ai pas été moins de mon côté, bien que j'eusse déjà constaté *la merveilleuse efficacité du seigle ergoté de bonne qualité,* dans des cas où, comme dans ce dernier, il n'était guère permis de compter sur le succès d'une médication quelconque.

Arrivé au terme de ce travail, qui n'est lui-même qu'un exposé succinct de longues recherches antérieures, je crois devoir en résumer les données principales dans les conclusions suivantes :

1° Le cours du sang se trouvant ralenti pendant toute la durée de la fièvre typhoïde, par suite d'un affaiblissement plus ou moins marqué des muscles cardio-vasculaires, l'indication thérapeutique dominante consiste à redonner incessamment au liquide sanguin la vitesse qui lui manque.

2° La nutrition ne tardant pas à s'altérer à la suite de ces troubles circulatoires, il en résulte une seconde indication, très importante également : elle consiste, pour prévenir le développement de nouveaux désordres nutritifs, à soumettre le plus possible les malades à leurs conditions normales d'alimentation.

3° Si l'on vient à remplir la seconde indication, sans avoir satisfait à la première, des accidents intestinaux graves peuvent se déclarer, et ont été, en effet, très souvent observés. — Dans le cas, au contraire, où les deux indications sont remplies simultanément, l'alimentation est non seulement bien tolérée, mais produit encore des effets très favorables et abrège considérablement la durée de la convalescence.

4° Plusieurs agents thérapeutiques peuvent remplir la première indication : tels sont *l'eau froide,* intus et extra, *le sulfate de quinine, la créosote, l'acide phénique, les préparations salicylées, l'ergot de seigle, etc., etc.,* qui jouissent tous, à un degré variable, *d'une même propriété excito-motrice,* directe ou indirecte, sur le système musculaire.

5° L'efficacité de l'ergot de seigle est infiniment supérieure à celle du sulfate de quinine, comme cela ressort des nombreux résultats comparatifs que j'ai recueillis par l'emploi séparé de ces deux substances dans le typhus abdominal.

6° Les motifs de la préférence à donner à l'ergot de seigle sur les autres agents thérapeutiques connus jusqu'à ce jour résultent de l'action énergique jointe à l'innocuité complète, de l'abondance et du peu de cherté, ainsi que de l'administration et du dosage faciles de ce médicament.

7° Avant de prescrire le seigle ergoté dans un cas grave, il faut préalablement l'examiner en grains et s'assurer qu'il n'est pas altéré ; il vaudrait mieux, en effet, recourir à l'un quelconque et même au moins actif des excito-moteurs, plutôt que d'employer un médicament de mauvaise qualité lequel ne pourrait en rien modifier les symptômes de la maladie.

8° L'administration de l'ergot de seigle convient à toutes les périodes et dans toutes les formes de la maladie ; car, *dans toutes sans exception,* l'affaiblissement cardio-vasculaire existe à un degré variable, et les indications thérapeutiques restent par conséquent les mêmes.

9° L'emploi méthodique de ce médicament a déjà donné *quelques succès remarquables dans des cas de la plus haute gravité, succès qui ont été obtenus par des médecins expérimentés et tout à fait en dehors de mon observation personnelle.*

10° En envisageant l'ensemble de cas traités jusqu'à ce jour par le seigle ergoté, on a 6 *pour* 100 de mortalité. — En laissant de côté tous les cas de moyenne gravité et même graves, et *en n'ayant égard qu'aux seuls cas très graves,* on atteint à peine 24 *pour* 100 de mortalité, ou, en d'autres termes, *plus des trois quarts des malades très gravement atteints ont parfaitement guéri, après un traitement d'une durée relativement des plus courtes, c'est-à-dire de trois à six semaines.*

MODE D'ADMINISTRATION ET DOSAGE DE L'ERGOT DE SEIGLE,
DANS LE TRAITEMENT DE LA FIÈVRE TYPHOÏDE

On doit préalablement s'assurer, dans tout cas grave en particulier, de la bonne qualité de l'ergot de seigle à administrer. Celui-ci doit être examiné en grains, et il faut que ceux-ci ne soient ni piqués de trous à la surface, ni recouverts d'une poussière jaunâtre s'échappant de l'intérieur, pas plus que d'efflorescences ou de moisissures blanches siégeant extérieurement. Il faut, de plus, que la cassure du grain soit bien nette et présente des surfaces de section bien planes; il faut, en outre, que l'intérieur ne soit pas creusé de vacuoles plus ou moins étendues. — Les grains de grand et de petit volume m'ont paru également bons.

Les doses moyennes sont de 1^{gr},50 à 3 grammes par jour pour un adulte, et de 40 centigrammes à 1 gramme pour les enfants de six à douze ans. Toutefois, ces doses n'ont rien d'absolu : elles peuvent être diminuées ou augmentées, suivant les cas, et continuées sans danger pendant tout le cours de la maladie, ce qui n'empêche nullement d'en surveiller attentivement les effets et de diminuer fortement les doses du médicament ou même d'en suspendre l'emploi, si l'on vient à observer soit des fourmillements aux extrémités, soit un abaissement très considérable de la température.

On doit se guider, pour fixer chaque dose quotidienne, non seulement sur les variations de la température, mais encore et surtout sur l'ensemble des symptômes qui s'amendent tous en général, lorsque la température s'abaisse, et *vice versa*. Il en résulte que l'observation de la température fournit des indications précieuses, mais nullement exclu-sives.

Il vaut toujours mieux, *si ce n'est dans les cas très graves*, commencer par une dose relativement faible, sauf à l'aug-menter plus ou moins rapidement, suivant les effets obtenus.

Quelle que soit la dose prescrite, il faut toujours la frag-menter en *quatre, six* ou *huit prises, dans les* 24 *heures.* Si l'on tombe sur un sujet très sensible à l'action du médicament, on ne s'expose pas de la sorte à dépasser la dose nécessaire.

L'ergot de seigle peut être administré soit en cachets Limousin de 10, 15 ou 25 centigrammes, soit en paquets de poudre d'égale quantité. Il est préférable, si on la donne sous cette dernière forme, de faire pulvériser les grains avec la moitié de leur poids de sucre, ce mélange assurant mieux la conservation du médicament. La poudre de *seigle ergoté de bonne qualité se conserve sans s'altérer* pendant *deux et trois semaines et même plus longtemps,* surtout sous un climat géné-ralement exempt d'humidité.

Dans les cas très graves, il vaut mieux employer le remède en poudre, suspendu dans de l'eau, du sirop, du vin, du lait ou du bouillon, etc. ; l'absorption en est rendue plus sûre et plus rapide. — Dans un de ces cas que j'ai été appelé à traiter, *un grand nombre de cachets Limousin ont été rendus intacts par les garde-robes,* circonstance qui peut nous rendre compte du dénouement funeste qui est survenu.

Quoique l'ergot de seigle soit en général parfaitement toléré dans la fièvre typhoïde, les premières doses provoquent assez souvent des nausées et même des vomissements, tandis que des doses plus fortes, données ultérieurement, ne produisent plus la moindre trouble. — *Si les vomissements persistent après deux et, à plus forte raison, après trois et quatre jours, le dia-gnostic de fièvre typhoïde étant bien avéré, on doit fortement soupçonner, sinon affirmer que le médicament employé est de mauvaise qualité.*

L'état de grossesse ne contre-indique pas l'emploi du seigle ergoté. Mais la prudence exige de donner des doses un peu moins fortes, et de ne les augmenter, si besoin est, que très progressivement.

Les effets favorables du traitement se montrent le plus souvent *très vite, même dans les cas graves.* Mais, *dans certains cas très graves,* l'amélioration *apparente* peut se faire attendre assez longtemps, une semaine et même plus. Dans ces cas, l'amélioration *réelle* consiste uniquement en ce que le malade n'est pas mort, et il n'y a rien d'étonnant à ce qu'une forme mortelle, transformée en forme curable, exige un temps assez long pour aboutir à la guérison.

J'attache une très grande importance, — *dans le but de prévenir les rechutes ou les morts subites observées parfois au début de la convalescence,* à prolonger l'emploi du traitement, mais à des doses faibles (50 centigrmmes par jour, par exemple, et en deux prises de 25 centigrammes pour un adulte), jusqu'à une période très avancée de la convalescence, et je n'ai jamais vu résulter le plus léger inconvénient de cette pratique que je crois *très salutaire.*

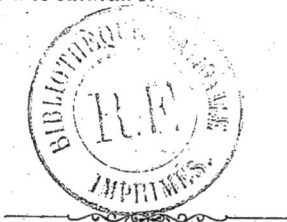

Paris. — Typ. G. Chamerot, 19, rue des Saints-Pères. — 14630.

www.ingramcontent.com/pod-product-compliance
Lightning Source LLC
Chambersburg PA
CBHW060649210326
41520CB00010B/1807